핏블리의
다이어트 식단
전략집

참고 문헌

- 《기적의 식단》, 이영훈, 북드림
- 《건강·스포츠 영양학 길라잡이》, Melvin H. Williams, ㈜라이프사이언스
- 《근육운동 보충제 가이드》, 프레데릭 데라비에·마이클 건딜, 삼호미디어
- 《일차진료 아카데미 영양제 처방 가이드》, 김갑성·임종민, 바른의학연구소
- 《핏블리의 다이어트 생리학》, 핏블리(문석기)·문나람, 쇼크북스
- 《핏블리의 헬스 다이어트 전략집》, 핏블리(문석기), 비타북스
- Food selection changes under stress. Zellner DA, Loaiza S, Gonzalez Z, et al.
- Are stress eaters at risk for the metabolic syndrome? Epel E, Jimenez S, Brownell K, · Stroud L, Stoney C, Niaura R.
- Fructose and NAFLD: The Multifaceted Aspects ofFructose Metabolism Prasanthi
- Jegatheesan and Jean-Pascal De Bandt
- The indigenous gastrointestinal microflora. Trends Microbiol Berg R D et al.,
- Berg R D et al., The indigenous gastrointestinal microflora. Trends Microbiol 4:430- 435, 1996년.

핏블리의

다이어트 식단 전략집

핏블리(문석기)·조은비 지음

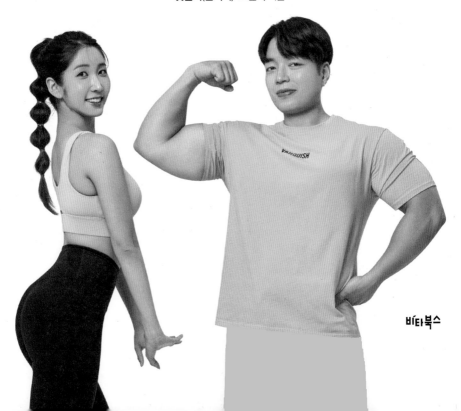

비타북스

"살을 못 빼는 이유는 스포츠 영양학을 모르기 때문입니다"

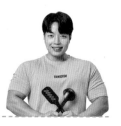

Hey what's up guys~! 안녕하세요. 핏블리 문석기입니다. 벌써 일곱 번째 책으로 인사를 드리네요. 이번 책에는 많은 분들이 요청했던 '다이어트 식단'에 관한 내용을 담았습니다.

이미 수많은 영양 관련 서적이 있지만, 운동을 하는 사람을 위한 영양 서적은 많이 없어요. '영양학'과 '스포츠 영양학'은 운동이라는 전제 조건 차이에 따라 내용이 달라져요. 근력 운동을 하는 사람과 운동을 전혀 하지 않는 사람이 먹는 탄수화물, 단백질, 지방 섭취량이 다른데 이러한 스포츠 영양학을 쉽게 정리해봤습니다.

탄수화물은 영양학적으로 세분해보면 단순당, 복합당, 식이섬유로 나뉩니다. 탄수화물 함량이 10g으로 동일해도 당류가 9g인 음식과 당류가 2g인 음식의 영양 정보는 크게 달라져요. 다이어트를 위해서는 탄수화물에 들어 있는 당분을 체크할 필요가 있어요.

과일에 존재하는 과당도 탄수화물에 포함되는데, 우리가 사먹는 대부분의 음료에 들어 있어 체중 증가에 큰 영향을 미칩니다. 그렇다고 과당이 무조건 나쁘다고 볼 수 없어요. 대부분의 스포츠 음료에는 과당이 함유되어 있습니다. 공복 운동같이 빠른 에너지 공급이 필요할 때 과당을 활용한다면 근손실을 최소화하는 전략이 될 수 있어요.

이처럼 스포츠 영양학은 운동할 때 어떤 음식을, 어떻게, 얼마만큼 먹어야 하는지 적용할 수 있습니다. 근력 운동을 위주로 하는 사람과 유산소 운동을 위주로 하는 사람이 먹어야 하는 단백질 양과 탄수화물 양은 분명 큰 차이가 있어요. 운동 직전 음식을 먹을 때 우리 몸에 생기는 호르몬 작용과 운동 직후 먹는 음식의 흡수 방법을 이해한다면 체중 감량이든 근육 증가든 여러분이 목표하는 바를 더욱 효율적으로 이뤄낼 수 있을 거예요.

이 책에 다이어트 식단에 대한 내용을 최대한 쉽고 재밌게 담으려고 노력했습니다. 참고할 수 있는 레시피와 시판 제품 활용 식단도 잔뜩 넣었으니 식단 관리할 때 자주 꺼내 읽는 책이 되었으면 합니다. 특히 이번 책은 핏블리 힙서울 온라인 PT 대표 강사이자 '요알못' 핏블리보다 요리에 진심인 조은비 선생님과 함께 집필한 만큼 꼭 따라해보길 바랄게요.

늘 핏블리와 함께해주시는 120만 구독자님(선배님)께 다시 한번 감사의 말씀을 전합니다.

지긋지긋한 고구마 먹다 치즈볼 생각나는 2022년 6월,
핏블리

"식단 관리가
어렵게만 느껴지나요?"

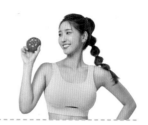

안녕하세요. 온라인 트레이너 조은비입니다. 온라인 트레이너라고 하면 조금 생소하죠? 저는 온라인 클래스와 유튜브 채널 '핑크힙 웅비'에서 랜선으로 회원님들의 식단을 코칭하고 있어요.

한 달에 200명가량의 회원님을 관리해보니, 역시나! 다이어트에서 가장 힘든 점은 운동이 아닌 '식단'이었어요. 식단 정보가 아무리 넘쳐나도 무엇이 나에게 맞는 식단인지 모른 채 따라하니 만족스러운 효과를 볼 수 없는 거죠.

저 역시 누구보다 많이 다이어트에 실패해봤어요. 원푸드 다이어트, 덴마크 다이어트, 키토 다이어트, 간헐적 단식 등 해보지 않은 식단이 없었죠. 그때의 저를 돌이켜보면 살은 빼고 싶은데 방법은 모르니 무작정 열심히 이것저것 따라해본 것 같아요. 저는 뱃살과 체지방이 많은 마른 비만인데 체형을 고려하지 않고 유행하는 식단만 따라하니 결과는 항상 실패였던 거죠.

식단 관리는 어려운 게 맞아요. 그러나 제대로 하면 무조건 살이 빠진다고 단언할 수 있습니다. 제가 겪어봤으니까요. 어쩌면 여러분이 지금까지 실천한 식단은 '진짜' 식단 관리가 아니었을 확률이 높아요. 진짜 식단 관리는 자신이 근육형인지 체지방형인지 체형을 분석하고, 그에 따라 영양을 고려해 음식 섭취량을 조절하는 것이니까요. 만약 체형을 고려하지 않고 무조건 적게 먹으면 기초대사량이 떨어져 살찌는 체질이 될 수 있어요. 또한 근육량을 늘리고 싶은데 단백질 식품만 섭취하면 오히려 살이 찔 수 있어요.

식단 관리가 어려운 건 체형과 영양을 고려하면서 의지까지 갖춰야 하기 때문이에요. 아무리 운동을 열심히 해도 먹고 싶은 음식을 몽땅 먹는다면 체지방을 줄이거나 원하는 몸에 다가가기 힘들 거예요. 식욕 조절에 실패하고 폭식을 해봤다면 알 거예요. 식욕을 참지 못한 나에게 실망하고, 폭식을 만회하려는 마음으로 더 강박적으로 다이어트에 집착하게 되죠. 이 과정이 반복되면 굶어서 살을 빼려고 하거나 입 터지면서 폭식을 하기도 하고, 먹고 나서 토를 하기도 하죠. 만약 이중 하나라도 속한다면 책을 끝까지 꼭 읽어보면 좋겠습니다.

탄수화물 섭취가 두려운 분, 체지방을 줄이고 싶은 분, 근육을 늘리고 싶은 분…. 다이어트 고민이 달라서 해결책이 다를 것 같지만 그렇지 않아요. 가장 중요한 것은 스포츠 영양학을 이해하고 주체적으로 내 식단을 설계하는 힘을 기르는 거예요. 독자님들이 시행착오를 줄이고 자신에게 맞는 식단을 직접 설계할 수 있도록 가이드를 마련했습니다. 매번 반복되는 식단과 다이어트 실패로 힘들어하는 분들께 도움이 되기를 진심으로 바랍니다.

재미 1큰술, 효과 1큰술, 애정 가득 담아서

조은비

1장 다이어트 영양 가이드

체지방과 칼로리 기초

탄수화물 섭취 가이드

단백질 섭취 가이드

지방 섭취 가이드

핏블리의 영양 특강

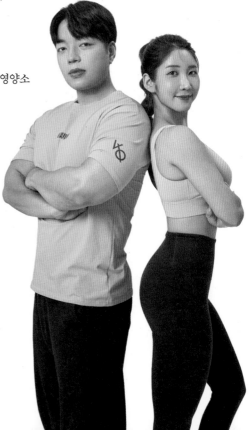

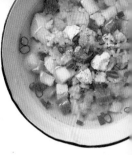
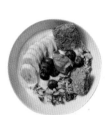
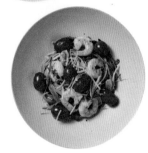

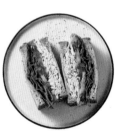

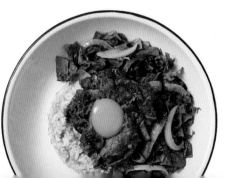

이렇게 달라졌다고? 식단 관리 성공 후기

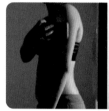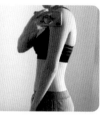

seul**** ★★★★★

식단에서 탄단지 비율이 왜 중요하고 다이어트에 어떤 작용을 하는지, 내 체형에 필요한 영양소 섭취법은 무엇인지 알게 됐어요. 스스로 식단을 구성할 수 있게 된 점이 가장 만족스러워요.

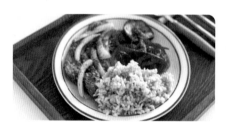

cafe*** ★★★★★

식단 관리를 2개월째 하고 있는데 최고로 만족하고 있어요. 근육 1.1kg 늘고 체중 5.5kg 감량하며 다이어트 효과를 톡톡히 보고 있어요. 이 기세로 평생 식단 관리하고 싶어요.

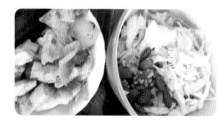

cook*** ★★★★★

아직은 혼자서 다이어트 식단을 구성하고 지키는데 서툴지만, 식단 습관이 생긴 것이 마음에 들어요. 만약 다이어트 중 잦은 폭식이 고민이라면 한번 쯤 식단 공부를 해보기를 추천해요!

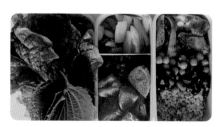

bj*** ★★★★★

저는 편식이 심하고 초절식으로 건강이 많이 상한 상태였어요. 걱정이 많았는데 다양한 요리로 식단을 구성하는 방법과 간편식으로 대체하는 방법을 알게 돼서 큰 도움이 됐어요.

wjd*

저는 식단 관리를 닭가슴살, 고구마, 단백질 쉐이크로 하는 게 전부였어요. 그런데 식단 공부를 하고 다이어트 식단이 이렇게 다양하고, 배부르고, 맛있다는 걸 알게 됐어요. 체지방률 1.7퍼센트 감량도 성공했고요! 제게 일어난 변화를 많은 분들이 겪으면 좋겠어요.

eb*

다이어트 건강하게 하고 싶은 분은 무조건 식단 공부하세요! 절대 후회 안 합니다. 다이어트 원리를 알게 되니까 '이래서 섭취량을 조절해야 하는구나' 완전 납득이 돼요. 23년간 식단 스트레스를 받으며 살아왔는데 이제 식단 관리가 취미가 됐어요.

asf*

예전에는 다이어트 한다고 적게만 먹고 골고루 안 먹어서 기력이 딸리고 지쳤어요. 그런데 식단 관리를 하고부터 힘들지도 않고 입 터짐도 없어졌어요. 2개월 동안 3.5kg 정도 빠졌고 무엇보다 뱃살이 많이 줄어서 옷 입을 때 만족해요.

yj*

탄수화물 섭취가 중요하다고 해서 통밀 식빵으로 탄수화물을 보충했어요. 그랬더니 설변을 거의 매일 봤는데 정상적인 변을 보게 됐고 오히려 소화기능이 좋아졌어요! 탄수화물은 다이어트의 적이 아니었어요.

gmim*

운동을 해도 체중 감량에 한계가 있고 근육 성장이 없어서 고민이었어요. 핏블리의 식단 설명을 들은 후 드디어 원인을 알게 됐어요. 제가 저탄고지 식단과 단식을 해서 대사량이 많이 떨어진 상태였더라고요. 실수를 알게 되어 식단 구성을 다시 짜게 됐어요!

많이 하는 실수! 살이 안 빠질 때 확인해보세요

다이어트 원리는 사실 매우 간단해요. 먹는 양보다 소비하는 양이 많으면 살이 빠지는 거죠. 반대로 먹는 양이 소비하는 양보다 많으면 잉여 칼로리가 지방으로 전환되어 살이 찌는 거예요. 이렇게 단순한데 어째서 살 빼는 건 어려울까요?

세상에 맛있는 음식이 많은 탓도 있지만, 어쩌면 다이어트를 잘못된 방법으로 하고 있기 때문일지도 몰라요. 만약 식단 관리와 운동을 하는데도 살이 빠지지 않는다면 몇 가지 실수를 하고 있는 건 아닌지 점검해보세요.

지나친 저칼로리 식단

혹시 지나친 저칼로리 식단으로 관리하고 있지 않나요? 무작정 적게 먹으면 살이 빠진다고 생각하는 분들이 의외로 많아요. 물론 적게 먹으면 섭취 칼로리가 적기 때문에 살이 빠질 확률이 높지만, 우리 몸은 그렇게 단순하게 지방만 쏙 빠지지 않아요.

다이어트 식단의 가장 큰 실수는 '아침에 달걀 1개, 점심에 닭가슴살 샐러드, 저녁에 밥 1/2공기와 닭가슴살'같이 저칼로리, 저탄수화물, 고단백질 위주로 먹는 거예요. 식단을 구성할 때 1일 섭취 칼로리는 개인의 활동량과 기초대사량에 맞게 전략적으로 설정해야 합니다. 기초대사량이 높을수록, 활동량이 많을수록 1일 필요한 에너지양이 많고, 사람마다 에너지양은 많게는 700~1000kcal까지 차이가 날 수 있어요.

지나친 저칼로리 식단은 매우 빠른 속도로 체중을 감량하지만 근육량 같은 제지방량(체중에서 체지방량을 제외한 값)도 급격하게 줄어듭니다. 근육량이 줄어들면 살이 처지고 기초대사량이 떨어져 요요현상이 올 수밖에 없어요. 실제로 극단적인 저칼로리 식단(1일 800kcal 이하)을 할 경우, 몸에서는 비상사태로 인식해 에너지 소비량을 감소시키는 동시에 영양을 최대한 흡수하고 지방을 보존하려고 해요. 결국 적은 양을 먹어도 체지방량이 빠르게 증가하는 악순환이 생기는 거예요. 그래서 저칼로리 식단으로 극단적인 다이어트를 하면 어느 순간 체중 감량에 정체기가 오고, 조금만 먹어도 살이 찌는 체질로 변하기도 해요. 식단 관리를 하는데 살이 안 빠진다면 현재 너무 적은 칼로리를 먹고 있는 건 아닌지 점검해보세요.

해결책

이 경우 탄수화물 섭취량을 늘리면 오히려 대사가 활발해져 살이 빠질 수 있어요. 다이어트 식단의 올바른 방법은 자신의 1일 소모 칼로리(30쪽 '소모 칼로리 완벽 정리' 참고)를 계산해서 식단을 구성하고, 몸에서 스트레스 반응을 일으키지 않도록 점진적으로 섭취 칼로리를 줄여나가는 거예요.

만약 체지방량을 효과적으로 줄이고 싶다면 '칼로리 결손'을 만들어야 해요. 1일 소모 칼로리에서 500kcal 정도 부족하게 섭취하도록 식단을 구성하는 거죠. 먹는 양을 줄이는 것이 힘들다면 운동량을 늘려서 칼로리 결손을 만드는 것도 괜찮습니다. 다이어트는 식단이 80퍼센트 운동이 20퍼센트라는 말이 있듯이 식단과 운동을 병행하는 것이 가장 효과적이고 지속가능한 방법이에요.

과일 섭취

다이어트 한다고 사과를 2알 챙겨 먹는 분을 본 적이 있어요. 사과를 포함한 대부분의 과일은 식이섬유, 비타민, 무기질이 풍부해 체중 감량에 도움이 된다고 생각하는 거죠. 그러나 때때로 과일의 칼로리와 당류는 과자보다 높아요. 말린 바나나의 칼로리는 100g에 299kcal, 샤인머스캣 10알은 100kcal 예요. 물론 영양성분의 차이는 있지만, 썬칩 1봉지의 칼로리가 190kcal인 것과 비교하면 과일은 칼로리가 상당히 높은 편이죠.

과일이 다이어트에 도움이 되지 않는 이유는 과당을 많이 함유하고 있기 때문이에요. 과당은 탄수화물에 속하지만 포도당보다 지방으로 전환될 확률이 높아요. 간단하게 포도당과 과당의 특징을 알아볼게요. 포도당은 뇌와 근육 등 전신에서 에너지로 사용되지만 과당은 전적으로 간에서만 에너지로 사용돼요. 과당은 에너지로 소모되는데 한계가 있는 거죠.

또한 과당은 포도당과 달리 포만감을 느끼게 하지 않아요. 과일을 먹으면 배부를 때가 있는데, 이는 과일의 수분으로 잠시 배가 불렀을 가능성이 높아요. 과당이 포만감을 느끼게 하지 않는 이유는 호르몬과 관련이 있어요. 우리 몸은 음식을 섭취하면 포만감 호르몬이라고 부르는 렙틴이 분비되는데, 과당은 렙틴 생성을 방해해요. 그러니 과당이 많이 함유된 과일을 먹으면 배가 부르기는커녕 지방이 축적되기 쉬운 거죠.

해결책

그럼 과일은 절대 먹으면 안 되는 걸까요? 그렇지 않아요. 만약 과일을 먹고 싶다면 아침에 먹으세요. 그 이유는 과당이 간에서 에너지로 사용되는 특징 때문이에요. 우리가 잠을 자는 동안 몸은 뇌에 에너지원을 공급하기 위해 간에서 글리코겐(탄수화물)을 분해해요. 잠에서 일어난 직후에는 간 글리코겐이 고갈된 상태겠죠. 그러니 아침에 과일을 먹으면 과당이 간에 글리코겐으로 저장될 확률이 높아져요.

다이어트 중에는 되도록 과일을 먹지 않는 것이 좋지만, 과일이 정말 먹고 싶다면 라즈베리와 딸기 같은 과당 함량이 적은 베리류를 소량 아침에 먹으세요. 포도와 망고 같은 과일은 과당이 많이 포함되어 있으므로 되도록 피하는게 좋아요.

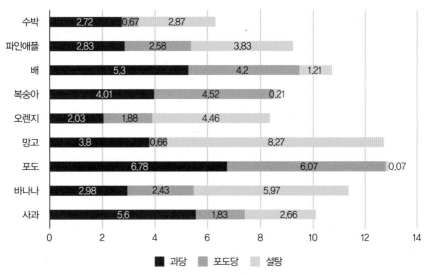

과일의 당 함량(100g 기준)

	과당	포도당	설탕
수박	2.72	0.67	2.87
파인애플	2.83	2.58	3.83
배	5.3	4.2	1.21
복숭아	4.01	4.52	0.21
오렌지	2.03	1.88	4.46
망고	3.8	0.66	8.27
포도	6.78	6.07	0.07
바나나	2.98	2.43	5.97
사과	5.6	1.83	2.66

운동 강도와 시간

큰마음 먹고 운동을 시작했는데 체중 감량과 눈바디 변화가 더디게 느껴지나요? 그렇다면 운동 강도와 시간을 점검해보세요. 나는 열심히 한다고 생각하는데 운동 강도가 약할 수도 있어요. 예를 들어 하체 운동을 했는데 근육이 자극되는 정도라면 강도가 약한 거예요. 힘들어서 두 다리로 걷지 못할 정도로 운동을 해야 효과가 있습니다. 어깨 운동을 했다면 어깨에서 불타는 느낌이 들어야 해요.

그래도 운동 효과가 없다면 운동을 너무 오래하는 건 아닌지 점검해보세요. 운동 시간이 길어지면 근성장에 도움이 되는 것이 아니라 오히려 근손실이 생길 수 있어요. 종종 저강도로 오랜 시간 운동을 하는 분들이 있는데, 이 경우 총 운동 시간은 길지만 실제로 운동을 하는 시간은 적고 세트 사이에 휴식 시간이 길 수 있어요. 파워리프팅처럼 긴 휴식 시간이 확보되어야 하는 경우가 아니라면 운동은 집중해서 힘들게, 짧게 하는 것이 효과적이에요

해결책

근육이 생기려면 근섬유에 일상적인 자극보다 큰 자극을 주어야 합니다. '힘들어야 운동이다'라는 점을 잊지마세요! 운동할 때는 매 세트 동작을 이어갈 수 없을 정도로 강하게 느낌이 와야 하고, 마지막 3~4회는 겨우 할 정도의 강도로 힘들게 해야 근육량을 늘릴 수 있어요.

만약 내가 적당한 강도로 운동하고 있는지 모르겠다면 국제 스포츠 의학회(NASM)에서 정한 목적별 운동 횟수와 강도를 참고해보세요. 운동 목적이 근육량 증가라면 근비대에 해당하는 구간에서 정한 기준을 실제 적용해서 운동해보는 거죠.

국제 스포츠 의학회(NASM) 목적별 운동 강도

목표	반복 횟수	세트	강도	속도(템포)	휴식 시간
근지구력	12~20회	1~3	60~70퍼센트 of 1RM	느리게(4/2/1)	0~90초
근비대	6~12회	3~5	75~85퍼센트 of 1RM	중간(2/0/2)	0~60초
최대 근력	1~5회	4~6	85~100퍼센트 of 1RM	빠르게/폭발적	3~5분
스트렝스	1~10회	3~6	30~45퍼센트 of 1RM 〈 체중의 10퍼센트 이하	빠르게/폭발적	3~5분

세트와 세트 사이 휴식 시간도 중요해요. 헬스장에 가면 휴식 시간 없이 운동하는 경우가 많아요. 자신이 생각한 휴식 시간과 진짜 도움이 되는 휴식 시간이 다를 수 있으므로 스톱워치로 체크해보세요. 세트와 세트 사이 휴식 시간은 1분 이내로 설정하는 것이 좋아요. 1분을 스톱워치로 재보시면 굉장히 빠르게 다음 세트를 수행해야 한다는 것을 느낄 수 있을 거예요.

홈트레이닝을 할 경우 맨몸 운동으로 만족하는 분들이 있어요. 운동 초반에는 자신의 체중으로 충분히 근육량을 증량할 수 있지만, 어느 정도 근육량이 증가한 상태가 되면 더 큰 자극으로 근육에 상처를 주어야 해요. 홈트레이닝을 한다면 덤벨을 활용해서 근육에 충분한 자극을 주는 게 중요합니다.

수면 부족

앞서 말한 3가지 실수에 해당하지 않는데 살이 안 빠진다면 수면 탓 일수도 있어요. 잠을 제때 충분히 잘 자고 있는지 체크해보세요. 똑같이 운동을 하더라도 충분히 잠을 잔 사람은 그렇지 않은 사람보다 다이어트 효과가 더 좋을 수밖에 없어요.

수면이 다이어트에 큰 영향을 미치는 이유는 호르몬 때문이에요. 잠을 자면 성장 호르몬이 활동을 하는데, 성장 호르몬은 지방을 분해하는 중요한 역할을 합니다. 성장 호르몬은 하루에 약 300kcal를 분해하고 밤 10시부터 새벽 3시 사이에 가장 많이 분비된다고 알려져 있어요.

또한 잠이 충분하지 못하면 배고픔을 자극하는 호르몬인 그렐린이 활발하게 분비됩니다. 반면 배부름을 느끼게 하는 호르몬인 렙틴 수치는 낮아져 과식하게 되고 살찌게 되는 거죠.

해결책

수면 규칙을 정하는 것이 중요합니다. 만약 수면이 부족하다면 다음 네 가지 규칙을 실천해보세요. 첫째, 새벽 3시에는 깊이 잠들어 있도록 수면 시간을 조절하세요. 성장 호르몬은 밤 10시부터 새벽 3시 사이에 가장 많이 분비되니 최소한 새벽 3시에는 깊이 잠들 수 있도록 일정을 조절해보세요.

둘째, 반드시 최소 3시간은 자야 해요. 일단 잠을 자기 시작하면 3시간 취침은 꼭 지켜주세요. 잠든 지 3시간 이후는 수면에 정말 중요한 시간대예요. 지방을 태우는 성장 호르몬은 잠든 지 3시간 후에 한꺼번에 분비되고 그 후로는 거의 분비되지 않기 때문이죠.

셋째, 체중 감량이 목표라면 1일 총 7시간은 자야 합니다. 미국 콜롬비아대학교의 연구 결과에 따르면 수면 시간이 7시간인 사람과 7시간 미만인 사람의 비만율을 비교했을 때, 5시간인 사람 비만율은 52퍼센트, 4시간인 사람은 73퍼센트로 비만율이 높았어요.

넷째, 숙면을 취하기 위해서 식사는 취침 3시간 전에 마치세요. 심부 체온이 높으면 몸은 각성 상태를 유지하게 되는데, 밤늦게 식사를 하면 심부 체온이 내려가지 않아 취침에 방해가 돼요. 취침 전에 무언가를 먹어야 한다면 소화·흡수가 빠른 음식을 섭취하고 식이섬유 섭취를 피해주세요. 무엇보다 저녁을 먹자마자 잠자리에 드는 습관은 피하는 것이 좋아요.

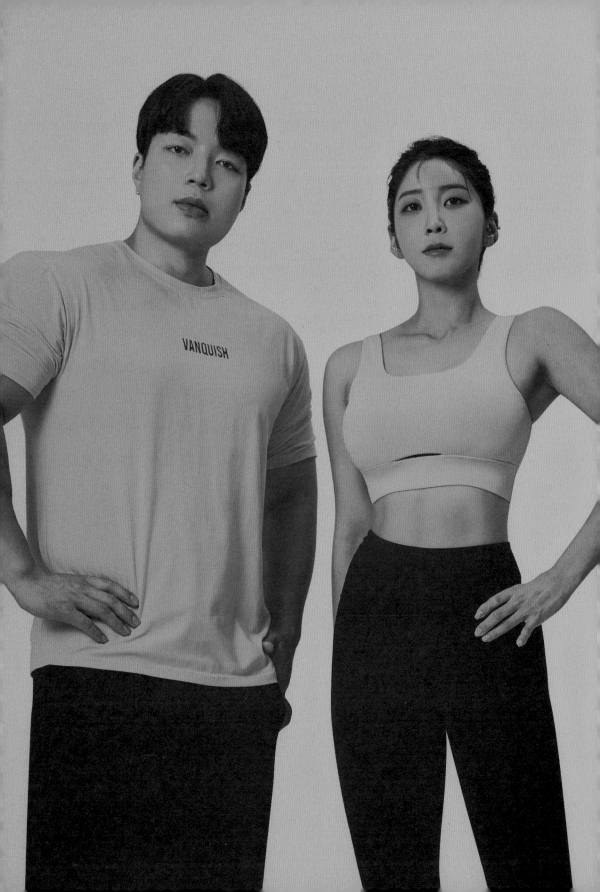

다이어트 영양 가이드

식단 관리는 다이어트의 성공 여부를 결정할 정도로 중요해요. 그래서 내 체형에 맞는 식단을 찾는 것이 무엇보다 필요하죠. 영양 섭취 가이드를 참고하면 혼자서도 탄수화물, 단백질, 지방 비율을 지키면서 건강하게 체중을 감량할 수 있을 거예요.

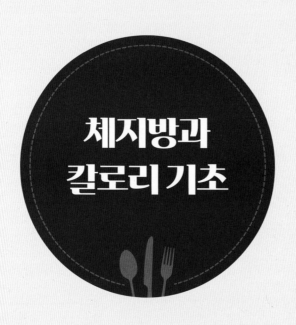

체지방과
칼로리 기초

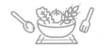

체지방이 줄어드는
진짜 살 빠짐 신호!

아직도 다이어트를 단순히 체중 감량이라고 생각하는 경우가 많아요. 매일 체중계에 올라가 몸무게를 점검하고 체중이 줄면 살이 빠졌다고 착각하죠. 반면 체중이 늘면 어제 먹은 음식 때문에 살이 쪘다며 자책합니다.

그러나 똑같이 체중이 5kg 줄어도 체지방이 빠졌는지, 근육이 빠졌는지, 수분이 빠졌는지에 따라 신체 라인에 큰 차이가 있어요. 가장 이상적인 다이어트는 체지방이 빠지면서 근육은 유지되거나 늘어나는 거예요. 이를 위해서는 운동도 중요하지만 무엇보다 식단 관리가 큰 비중을 차지합니다.

몸무게 변화에 빠르게 영향을 주는 요인

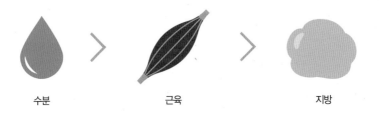

수분 　 　 근육 　 　 지방

극단적으로 덜 먹는 식단 관리와 과도한 유산소 운동으로 체중을 감량한다면 체지방량뿐만 아니라 근육량이 크게 줄어들 수 있어요. 이 경우 체지방량, 근육량, 체수분이 같이 줄어들기 때문에 몸무게가 빠르게 줄어든 것처럼 보이지만 외적으로는 그닥 만족스럽지 않을 확률이 높아요.

실제로 탄수화물과 나트륨 섭취만 줄여도 체중을 정말 많이 감량할 수 있어요. 그 이유는 영양학적으로 설명이 가능합니다. 탄수화물은 간과 근육에 글리코겐 형태로 저장되는데, 이때 글리코겐 1g은 수분 3g과 결합하게 돼요. 그런데 탄수화물 섭취를 줄여 글리코겐 저장량이 줄어들면 몸속에 저장된 수분이 배출되는 거죠. 탄수화물과 나트륨 섭취를 줄여 수분 배출만으로 체중을 감량하는 원리입니다. 이러한 체중 감량을 '가짜 살 빠짐'이라고 말해요. 수분을 섭취하면 다시 돌아오는 체중이고 체지방량에는 실제로 큰 변화가 없을 확률이 높기 때문이죠.

그렇다면 지방이 줄어들고 있는지 확인하는 방법이 있을까요? 가짜 살 빠짐이 아니라 진짜 살 빠짐 신호를 체크하면 됩니다.

진짜 살 빠짐 신호① 눈바디의 변화

체지방이 빠지는 진짜 살 빠짐 신호는 '눈바디의 변화'예요. 다이어트 중에 체중은 다양한 변수로 인해 변화가 크지만 눈바디 만큼은 정직하다고 볼 수 있어요. 근육과 지방의 부피는 얼마 차이나지 않지만 근육량과 체지방량에 따라 신체 라인이 확연히 달라지기 마련이니까요.

근육이 많은 몸이 체지방이 많은 몸보다 더 예쁘고 탄탄해 보이는 이유는 근육과 지방의 구조가 다르기 때문이에요. 근육은 지방에 비해서 공간적 짜

지방과 근육 부피 비교

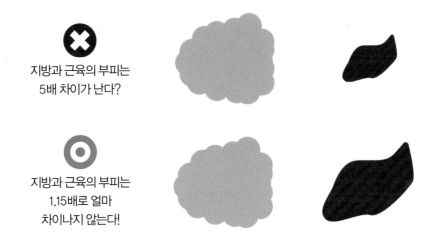

지방과 근육의 부피는
5배 차이가 난다?

지방과 근육의 부피는
1.15배로 얼마
차이나지 않는다!

임새가 촘촘하고 하나의 거대한 수축 장치로 작용해 지방보다 신체 라인을 선명하게 만들어줍니다. 반면 지방은 지방세포 사이에 존재하는 공간이 근육에 비해 느슨하고 구성 성분도 단순해요. 게다가 지방은 근육과 달리 수축하는 능력이 없어서 체지방이 늘어날수록 복부, 팔뚝, 엉덩이처럼 지방이 축적되는 부위가 출렁이고 신체 라인이 흐려지는 거죠.

눈바디를 점검하는 가장 쉽고 효과적인 방법은 매주 동일한 시간에 동일한 옷을 입고 눈바디를 점검하는 거예요. 처음에는 더디어 보이겠지만 체지방량이 줄어들수록 신체 라인이 변화하는 것이 눈에 확연히 보일 거예요.

눈바디를 점검하는 건 다이어트 과정에서 조바심을 느끼지 않게 하는 장치가 되기도 해요. 하루에 세끼를 건강하게 먹으며 운동으로 줄일 수 있는 체지방량은 7일(1주)에 0.5~1kg 정도예요. 누군가에게는 '이 속도로 어느 세월에 체중을 줄이지?' 조바심이 나고 노력에 비해 효과가 없는 것처럼 느껴질 수 있어요. 그럴 때마다 변화하는 신체 라인을 확인하는 건 큰 도움이 됩니다.

눈바디 점검은 더딘 체중 변화에 흔들리지 않고 체지방이 빠지는지, 가짜 살 빠짐에 속고 있는 건 아닌지 확인하는 좋은 방법이에요.

진짜 살 빠짐 신호② 지방 두께의 변화

다이어트가 제대로 되면 지방의 두께가 변합니다. 몸에서 체지방이 줄어들수록 지방의 두께가 점점 얇아지기 때문이죠. 가장 쉽게 변화를 측정할 수 있는 부위는 복부예요. 복부지방의 두께를 측정할 때는 '캘리퍼'를 활용해보세요. 캘리퍼는 집게 모양으로 생긴 신체 측정기로 뱃살을 집게 사이로 집어서 피하지방 두께를 측정할 수 있어요.

살이 진짜로 빠지고 있다면 복부지방이 줄어들면서 복부근육과 표면 사이의 두께도 줄어들게 됩니다. 그런데 복부지방이 줄어들려면 다른 부위의 체지방이 전체적으로 줄어야 해요. 즉 복부지방 두께가 줄어드는 신호는 체지방이 줄어드는 신호라고 볼 수 있어요.

인바디로 확인하는 진짜 살 빠짐 신호

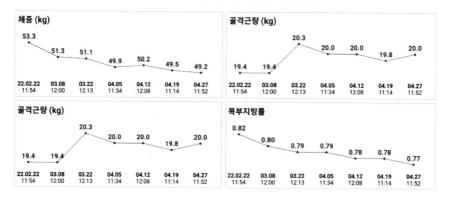

이외에 인바디로 체중, 골격근량, 복부지방률 변화를 수치로 파악할 수 있어요. 인바디 결과는 인바디 자체만으로 해석하기보다 눈바디와 캘리퍼 측정을 병행해서 참고하는 정도로 활용하세요.

제가 늘 강조하는 다이어트 방법은 체중 감량이 아닌 체지방 감량이 되어야 한다는 점이에요. 이를 위해서 운동은 물론 탄수화물, 단백질, 지방을 골고루 섭취하는 식단이 중요합니다. 책을 통해 건강하게 체지방을 감량하는 영양 섭취 방법을 알아볼게요.

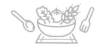

소모 칼로리
완벽 정리

다이어트 할 때 자주 언급되는 '소모 칼로리'는 하루 동안 사용하는 총 에너지 양을 말해요. 살을 빼기 위해 얼마만큼 먹어야 하는지 '섭취 칼로리'를 알려면 먼저 자신이 얼마만큼의 에너지를 사용하는지 알아야 해요.

우리 몸이 하루 동안 사용하는 에너지는 크게 세 가지로 구분할 수 있어요. 움직이지 않아도 소모하는 에너지 '기초대사량', 활동하면서 소모하는 에너지 '활동대사량', 음식을 섭취할 때 소모하는 에너지 'TEF'예요. 셋을 더한 값이 소모 칼로리로 기초대사량이 가장 큰 비중을 차지해요. 활동대사량은 사람마다 활동량에 따라 큰 차이를 보입니다.

1일 총 에너지 소비량(소모 칼로리)

기초대사량 70퍼센트	활동대사량 20퍼센트	TEF 10퍼센트

기초대사량 : 움직이지 않아도 살 빠지는 에너지

우리 몸은 아무런 활동을 하지 않아도 살아 있기 위해 저절로 에너지를 사용해요. 심장이 뛰고 숨을 쉬기 위해 에너지를 사용하는 것처럼 말이죠. 이처럼 생명을 유지하기 위해서는 기본적인 에너지가 필요한데 이를 기초대사량이라고 합니다. 기초대사량은 하루에 소모하는 에너지의 60~75퍼센트를 차지할 정도로 1일 에너지 소비량에서 차지하는 비중이 높아요. 연령에 따라 차이가 있지만 기초대사량은 성인 여성의 경우 평균 1200~1500kcal, 성인 남성의 경우 평균 1500~1800kcal 내외로 추정됩니다. 일반적으로 여성은 남성에 비해 기초대사량이 약 10~15퍼센트 낮아요.

기초대사량을 정확하게 측정하려면 어떻게 해야 할까요? 기초대사량은 움직임이 없고 음식 섭취가 없는 상태에서 정확한 측정이 가능해요. 병원에서 12시간 동안 단식한 후 가만히 누운 자세에서 산소 소비량과 이산화탄소 배출량 등을 측정해야 정확하게 알 수 있어요. 그러나 이러한 방식으로 기초대사량을 측정하는 것은 비효율적이기 때문에 기초대사량을 구하는 공식을 활용하고 있어요. 기초대사량은 일반적으로 키, 체중, 근육량에 따라 달라지는데 체중이 많이 나갈수록, 키가 클수록, 근육이 많을수록 기초대사량이 증가합니다.

우리가 근력 운동을 하는 이유도 기초대사량의 증가와 밀접한 관련이 있어요. 근육에서 소모하는 에너지는 기초대사량의 40퍼센트를 차지하기 때문에 근육량을 늘리면 기초대사량을 늘릴 수 있어요. 몸에 근육 1kg이 증가하면 기초대사량이 13kcal 정도 높아지는데, 많은 양은 아니지만 근육량을 늘리면 그만큼 기초대사량이 올라가고 가만히 있어도 소모하는 에너지가 이전보다 많아지게 되는 거죠.

남성과 여성의 연령별 평균 기초대사량(kcal)

나이	남성	여성
20 ~ 29세	1728 ± 368.2	1311.5 ± 233.0
30 ~ 49세	1669.5 ± 302.1	1316.8 ± 225.9
50세 이상	1493.8 ± 315.3	1252.5 ± 228.6

반대로 기초대사량이 낮아지면 살을 빼기는 점점 어려워집니다. 특히 섭취 칼로리를 줄여서 극단적인 다이어트를 하면 당장은 체중이 빠지지만 결국에는 기초대사량 자체가 낮아지고 지방 분해 능력이 떨어져 체지방은 줄어들지 않을 수 있어요. 이전과 똑같은 칼로리를 먹더라도 살이 쉽게 찌는 체질로 변하게 되는 거죠. 지속 가능한 체중 감량을 위해서는 운동을 통해 기초대사량을 높이고 지나친 저칼로리 식단을 먹지 않는 것이 중요합니다.

활동대사량 : 많이 움직일수록 많이 살 빠지는 에너지

체지방을 줄이는 핵심은 섭취 칼로리를 무조건 줄이는 것이 아닌, 섭취 칼로리를 신체에서 필요한 양보다 약간 줄이고 소모 칼로리를 늘리는 거예요. 혹시 주변에 이런 사람 있지 않나요? 많이 먹는 것 같은데 살찌지 않는 사람 말이에요. 이 경우 활동량이 많아서 살찌지 않을 확률이 높아요. 즉 소모 칼로리가 높은 거죠.

우리는 일상에서 끊임없이 움직여요. 운동을 하고, 계단을 오르내리고, 리모컨을 누르는 등 사소한 행동까지 포함한 모든 활동은 에너지를 필요로 하죠. 이를 활동대사량이라고 해요. 예를 들어 온종일 누워있다면 하루 동안 소모하는 활동대사량은 매우 적을 거예요. 반대로 하루에 하체 운동, 가슴 운동, 등 운동까지 굉장한 양의 운동을 한다면 소모한 활동대사량이 많겠죠.

이처럼 활동대사량은 활동적으로 움직일수록 높아집니다. 책상에서 온종일 사무를 보는 일 같이 평소에 적은 에너지를 소모한다면 활동대사량이 낮을 수밖에 없어요. 이 경우 활동대사량은 기초대사량의 20~40퍼센트 수준이 됩니다. 반면 평소에 활동량이 많고 조깅, 등산, 농구, 축구 같이 많은 에너지를 소모한다면 활동대사량이 높겠죠. 이 경우 활동대사량은 기초대사량의 80~100퍼센트 수준으로 높아요. 활동대사량은 개인의 하루 활동량에 따라서 천차만별이기 때문에 어디까지나 추정치로 생각해주세요.

활동대사량 추정치(기초대사량 1200~1500kcal 기준)

활동량이 거의 없는 경우	기초대사량 기준 20~40퍼센트(240~600kcal)
일상생활을 하는경우	기초대사량 기준 50퍼센트(600~750kcal)
운동을 많이 하는 경우	기초대사량 기준 80퍼센트(960~1200kcal)

활동대사량을 높이기 위해 무조건 운동을 해야 한다고 생각할 수 있지만, 운동이 부담스럽다면 일상에서 최대한 활동량을 늘려 에너지 소비량을 증가시킬 수 있어요. 실제로 미국 메이요 클리닉(Mayo Clinic)의 의학 박사 제임스 에이레빈(James A. Levine)은 운동성 에너지 소비와 비운동성 에너지 소비로 에너지 소비 패턴을 구분했을 때, 비만한 사람과 마른 사람을 구분하는 데 있어 비운동성 에너지 소비의 차이가 컸다고 해요. 즉 일상에서 앉기, 일어서기, 걷기, 말하기, 계속 움직이기 같은 비운동성 에너지 소비를 통해 체중 증가를 막을 수 있다는 거예요. 우리가 일상에서 활동을 많이 할수록 소모하는 에너지가 많아지고, 그만큼 건강한 생활을 유지할 수 있겠죠.

식이성 발열효과(TEF) : 먹으면 소모하는 에너지

밥을 먹은 후 몸이 뜨거워지는 경험을 해본 적 있나요? 우리 몸은 식사를 할 때도 에너지를 소모해요. 이를 식이성 발열효과(Thermic effect of food, TEF)라고 합니다. 음식을 먹으면 음식은 소화·흡수되고 영양소가 세포로 운반되면서 에너지 소비량이 증가해요.

흥미로운 점은 탄수화물, 단백질, 지방 등 영양소 종류에 따라 소화하는데 쓰는 에너지양 'TEF'가 다르다는 거예요. 세 가지 영양소 중에서 TEF가 가장 큰 건 단백질입니다. 몸에서 단백질을 소화할 때 에너지를 많이 쓴다는 거죠. 각 영양소의 TEF는 탄수화물은 섭취한 칼로리의 5~10퍼센트, 단백질은 20~30퍼센트, 지방은 가장 적은 0~5퍼센트예요.

예를 들어 음식을 500kcal 먹었다고 가정해볼게요. 탄수화물 500kcal를 먹었다면 소화하는데 몸은 25~50kcal를 에너지로 쓰고, 지방을 먹었다면 소화하는데 0~25kcal를, 단백질을 먹었다면 소화하는데 100~150kcal를 에너지로 쓰는 거예요. 이처럼 같은 양의 식사를 하더라도 영양소 구성에 따라 소화하는데 쓰는 에너지양이 달라요.

	탄수화물	단백질	지방
TEF	5~10퍼센트	20~30퍼센트	0~5퍼센트
500kcal 섭취 시 TEF	25~50	100~150	0~25

단백질을 섭취했을 때 소비하는 에너지가 높은 이유는 단백질의 화학구조가 가장 복잡하기 때문이에요. 단백질을 소화하는데 에너지가 가장 많이 소비되기 때문에 TEF를 고려하여 식단에서 단백질 비율을 높이는 경우도 있어요.

그러나 오롯이 단백질 100퍼센트로 구성된 음식은 거의 없죠. 음식에는 다양한 영양소가 골고루 함유되어 있기 때문에 TEF를 계산할 때는 전체 섭취 칼로리의 10퍼센트 수준으로 추정해요. 하루에 3000kcal를 먹었다면 대략 300kcal의 TEF를 소모한다고 생각하면 돼요. 많이 먹을수록 먹은 음식을 소화하기 위해 에너지를 많이 사용하지만, TEF를 제외한 칼로리도 소모해야 한다는 사실을 잊지마세요.

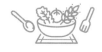

체지방을 줄이는
현실적인 방법

다이어트의 기본 개념은 간단해요. 섭취 칼로리보다 소모 칼로리가 많으면 몸에 저장된 에너지를 사용하면서 체중이 줄어드는 거죠. 그렇다면 얼마만큼의 에너지를 소모해야 체지방을 줄일 수 있을까요?

지방은 1g당 9kcal에 해당해요. 1kg의 지방은 9000kcal에 해당한다고 생각할 수 있지만 지방조직에 저장된 지방에는 단백질, 무기질, 수분 등이 소량 함유돼 있어서 1kg의 지방은 대략 7700kcal로 추정할 수 있어요. 즉 7700kcal를 소모하면 체지방을 1kg 뺄 수 있는 거예요.

쉽게 이해할 수 있도록 평소에 자주 하는 운동을 기준으로 설명해볼게요. 예를 들어 몸무게가 50kg인 여성이 7700kcal를 소모하려면 걷기 2317분 (39시간), 수영 980분(16시간), 계단 오르기 1260분(21시간), 요가 3521분 (59시간)을 해야 해요. 엄청나게 많은 시간을 운동해야 겨우 체지방 1kg을 감량할 수 있는 거죠.

자주 먹는 음식을 예시로 설명해볼게요. 쌀밥 3공기 칼로리는 1100kcal

체지방 1kg을 감량하는데 걸리는 시간

수영	계단 오르기	걷기	요가
16시간	21시간	39시간	59시간

로 7일(1주) 내내 매일 쌀밥 3공기씩 덜 먹어야 7700kcal에 해당하는 체지방 1kg을 감량할 수 있어요. 달걀을 예로 들면, 달걀 1개 칼로리는 80kcal로 7700kcal는 계란 96개에 해당하는 칼로리에요. 엄청난 양이죠.

체지방 1kg을 감량하는 것이 얼마나 대단한 일인지 실감나지 않나요? 빠르게 체중을 감량하고 싶은 마음이야 이해되지만 의학적 자문과 처방 없이 체중을 줄이고자 한다면 7일(1주)에 체지방 1kg 감량이 최대 권장치라고 할 수 있어요.

우리의 신체와 정신 건강에 무리가 없으면서 감량이 가능한 방법은 1일 결손 칼로리를 약 550kcal 만들어 7일간(1주) 0.5kg씩 체중 감량을 하는 거예요. 이 속도로 체중 감량을 한다면 4주간 2kg을 감량할 수 있습니다. 만약 운동과 식단에 집중할 수 있는 여건이라면 조금 더 빠르게 체중 감량을 할 수 있어요.

1일 섭취 칼로리를 550kcal로 줄이고, 운동으로 매일 550kcal를 소모한다면 하루에 1100kcal의 결손을 만들어 약 1kg의 지방을 감량하는데 7일이 걸릴 수 있습니다. 하지만 이 이상으로 빠르게 체중을 감량하는 건 부작용이 생길 수 있어 권장하지 않아요.

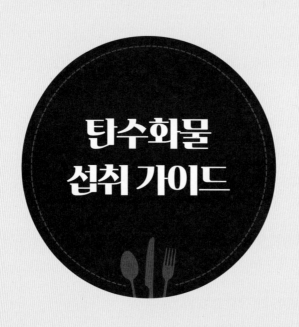

탄수화물
섭취 가이드

다이어트 할 때
탄수화물을 먹어야 하는 이유

대부분 다이어트를 하면 가장 먼저 탄수화물 섭취량을 줄이는 것부터 시작해요. 탄수화물은 정말 살찌는 음식일까요? 체중 감량을 위해서는 탄수화물을 가능한 먹지 않는 것이 좋을까요? 그렇지 않아요. 다이어트 할 때는 오히려 탄수화물을 적당량 먹어야 합니다. 그 이유에 대해 알아볼게요.

① 탄수화물이 부족하면 근손실이 발생해요

근력 운동을 할 때 우리 몸은 탄수화물을 에너지원으로 사용해요. 운동 중에는 근육에 저장되어 있는 글리코겐(탄수화물)을 주요 에너지원으로 사용하고 운동 강도가 높아질수록 글리코겐 사용량이 증가합니다. 운동 시간이 10~90초로 짧은 대부분의 근력 운동에 해당하는 내용이에요. 만약 탄수화물을 충분히 섭취하지 못하여 포도당이 부족하면 몸은 근육조직인 단백질을 분해하여 포도당을 합성해요. 이러한 상태가 지속되면 근손실이 발생하는 거죠.

② 탄수화물이 있어야 지방이 분해돼요

몸에서 지방을 분해하는 과정을 모닥불에 비유해볼게요. 지방을 태우는 장작 역할을 하는 것이 탄수화물이고, 장작에 불을 붙이는 행위는 운동이라고 할 수 있어요. 그러니 탄수화물이라는 장작 없이 운동을 하면 아무리 지방을 태우려고 해도 태워지지 않겠죠.

"몸에 탄수화물이 부족한 상태로 운동해야 지방을 에너지원으로 사용하는 거 아닌가요?"라는 질문을 적지 않게 받아요. 우리 몸은 굉장히 효율적인 시스템으로 움직입니다. 그런데 지방은 몸에서 분해되어 에너지로 사용되기까지 시간이 오래 걸리는 비효율적인 에너지원이에요. 사실상 지방이 에너지원으로 사용되는 순서는 탄수화물과 단백질 이후가 되는 거죠.

물론 탄수화물 섭취를 제한해서 체지방 분해를 유도할 수 있어요. 흔히 알고 있는 케톤(키토제닉) 다이어트가 여기에 해당합니다. 그러나 케톤 다이어트는 권하지 않아요. 본래의 목적이 간질 치료를 위해 고안된 것으로 일반인의 체중 감량 목적에 적합하지 않기 때문이죠.

③ 과도한 저탄수화물 식단은 생각보다 위험해요

미국에서는 탄수화물 섭취 권장량 대신, 혈당을 안정적으로 유지하면서 몸에 부작용을 일으키지 않는 1일 탄수화물 최소 섭취량을 130g으로 정하고 있어요. 왜 그럴까요? 최소 섭취량을 정한 이유는 몸의 주요 기관인 뇌, 근육, 적혈구 생성에서 탄수화물을 에너지원으로 사용하기 때문이에요. 130g은 뇌에서 사용하는 최소량의 탄수화물을 기준으로 정한 것으로 어린이와 성인에게 동일하게 적용됩니다. 몸은 탄수화물 부족으로 저혈당 상태가 되면 식은땀, 어지럼증, 떨림 증상이 나타나요. 다이어트 중 이러한 증상을 겪는다면 탄수화물 섭취를 과도하게 제한하고 있는 건 아닌지 점검할 필요가 있어요.

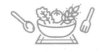

다이어트 할 때 먹어도 되는
탄수화물

식단에 탄수화물을 포함시켜야 하는 건 알겠는데, 그럼 먹고 싶은 탄수화물 식품을 먹으면 되는 걸까요? 안타깝게도 그렇지 않아요. 다이어트 할 때 먹어도 되는 탄수화물은 복합 탄수화물입니다. 이미 많이 들어봤을 거예요.

탄수화물 종류는 '단순 탄수화물'과 '복합 탄수화물' 두 가지로 분류할 수 있어요. 분류 기준은 탄수화물의 분자구조가 단순한지 혹은 복잡한지에 따라 나뉘어요. 분자구조가 복잡한 경우 복합 탄수화물이라고 부릅니다.

탄수화물 구조가 복잡한 것(복합 탄수화물)과 다이어트는 어떠한 관계가 있을까요? 말 그대로 구조가 복잡하기 때문에 몸에서 소화·흡수되는 시간이 단순 탄수화물보다 오래 걸려요. 소화·흡수가 빠르게 일어나면 혈당이 급격하게 오르게 돼요. 이때 몸은 혈당을 일정 수준으로 유지하기 위해 혈당을 낮추는 호르몬인 인슐린을 필요 이상으로 분비합니다. 인슐린은 포도당(탄수화물)을 지방조직, 혈관, 간에 중성지방으로 저장하는 역할을 해서 급격하게 혈당이 오르면 다이어트에 결코 좋지 않아요. 그러니 복합 탄수화물을 섭취해

복합 탄수화물 식품의 혈당지수(100g 기준)

식품명	혈당지수	탄수화물	칼로리
통밀 파스타	32	69	345
단호박	49	16	66
현미밥	51	33	110
오트밀	51	64	371
통밀 식빵	55	51	278
미주라 크래커	55	70	387
미주라 토스트	55	65	352
감자	65	20	90

혈당을 일정하게 유지하는 것이 중요합니다.

복합 탄수화물 식품은 대표적으로 현미밥, 통밀 파스타, 단호박이 있어요. 식단 관리를 할 때는 복합 탄수화물 중에서도 혈당지수가 55 미만인 식품 섭취를 권장해요. 혈당지수가 낮을수록 소화·흡수 속도가 느리기 때문이죠.

혈당지수란? 음식을 먹은 후 혈당이 상승하는 속도를 0~100으로 나타낸 수치예요. 혈당지수가 높은 식품일수록 혈당을 빠르게 높여 인슐린이 과잉 분비되고, 그로 인해 체지방 축적이 일어나 살찌게 됩니다.

주의! 탄수화물 섭취를 줄여야 하는 경우

탄수화물은 몸에서 소화과정을 통해 가장 작은 에너지 단위인 포도당으로 분해돼요. 식사를 통해 포도당이 세포에 충분히 공급될 때 활력이 생기고 정서적인 만족감을 느끼게 되죠. 문제는 탄수화물을 과하게 섭취하면 남아 있는 포도당을 처리하기 위해 인슐린이 많이 분비되고, 남아 있는 포도당은 지방으로 전환되어 체내 곳곳에 저장된다는 거예요.

명심하세요! 단순 탄수화물 위주로 먹거나 과식하면 인슐린이 과로하게 되어 제대로 기능을 못하게 됩니다. 이를 인슐린 저항성이라고 해요. 인슐린 저항성이 생기면 포도당이 세포로 흡수되지 못하고, 그로 인해 세포는 포도당을 에너지로 사용하지 못해 잉여 에너지가 되어버리는 거예요. 결국 잉여 에너지는 지방세포에 저장되는 거죠.

조금만 먹어도 살이 쉽게 찌는 체질의 경우 대부분 인슐린 저항성이 높아져 있을 가능성이 큽니다. 그래서 공복기의 인슐린 수치가 높거나 평소 인슐린 수치가 높은 사람은 식사량을 줄여도 체중 감량이 쉽지 않아요. 인슐린 기능 자체가 떨어진 것이기 때문에 인슐린이 일하지 않고 쉴 수 있게 해줘야 해요.

인슐린 기능을 되돌리는 가장 쉬운 방법은 탄수화물 섭취량을 조절하고 적절한 운동을 병행하는 거예요. 한 연구에 따르면, 운동 시작 후 약 48시간 동안 몸의 인슐린 감수성이 높은 상태를 유지하는 것으로 나타났어요. 그러니 적어도 격일에는 한 번 꾸준히 운동을 해주세요.

인슐린 감수성이란? 인슐린이 무리 없이 포도당을 세포로 흡수시켜 혈당을 안정적으로 유지하는 것을 말해요. 저항성과 반대로 인슐린이 기능을 잘하는 상태라고 생각하면 쉬워요.

나에게 맞는
탄수화물 섭취량 찾기

1단계 : 1일 필요 에너지양 계산하기

30세 성인 남성과 여성의 신체 평균값을 바탕으로 계산해볼게요. 1일 필요 에너지양은 기초대사량과 활동대사량을 더한 값으로 대략 구할 수 있어요. 기초대사량은 인터넷 검색창에 '기초대사량 계산기'를 검색해서 계산하거나 32쪽 '연령별 평균 기초대사량' 표를 참고해서 가늠해보세요.

[예시1] 30세 남성과 여성 1일 필요 에너지 계산

대사량 (kcal)	남성 174cm, 65kg		여성 161cm, 52kg	
	기초 대사량	활동대사량 (사무 업무 + 가벼운 활동)	기초 대사량	활동대사량 (사무 업무 + 가벼운 활동)
	1627.4	780 ± 113	1309.7	624 ± 91
1일 필요 에너지	2520.4		2024.7	

활동대사량은 평소에 사무 업무와 청소 정도의 가벼운 활동을 한다고 가정했습니다. 기초대사량과 활동대사량을 더해 1일 필요 에너지를 계산하면 남성은 약 2500kcal, 여성은 약 2000kcal 에너지가 필요한 것으로 결과값이 나와요(예시1).

2단계 : 1일 칼로리 섭취량 계산하기

1일 필요 에너지양을 알았다면, 하루에 얼마나 섭취하면 좋을지 1일 섭취 칼로리를 계산해야 해요. 체중 감량이 목적이라면 섭취 칼로리를 300~400kcal 줄이고, 벌크업이 목적이라면 섭취 칼로리를 늘려야 합니다. 체중 감량이 목적이라고 가정했을 때 앞서 계산한 1일 필요 에너지양에서 300kcal 정도를 빼면 남성은 2200kcal, 여성은 1700kcal의 에너지를 섭취하면 됩니다(예시2).

체중을 빠르게 감량하고 싶다고 지나치게 칼로리 섭취를 줄이면 살이야 빠지겠지만, 몸에서는 체중이 줄어드는 동시에 근육 같은 제지방량(체중에서 체지방량을 제외한 값)도 줄어들게 돼요. 몸은 이를 비상사태로 인식하여 이후 음식을 먹으면 섭취한 칼로리와 무관하게 에너지로 저장하려고 하죠. 그래서 극단적인 칼로리 제한 식단은 권하지 않아요.

[예시2] 체중 감량을 위한 1일 총 칼로리 섭취량

	남성	여성
1일 총 칼로리 섭취량(1일 필요 에너지 - 300)	2200	1700

3단계 : 탄수화물 섭취 비율(%) 정하기

1일 총 칼로리 섭취량에서 탄수화물은 어느 정도 섭취해야 할까요? 탄수화물 섭취 비율은 평소 운동량과 활동량에 따라 달라집니다. 운동 강도가 높을수록 지방대사보다 탄수화물대사 비율이 높기 때문에 탄수화물 섭취를 늘려야 해요. 고강도 운동을 할수록 운동 중 글리코겐 사용 비율이 높아지므로 탄수화물 섭취 비율을 늘고, 운동을 거의 하지 않거나 저강도 운동을 할 경우 탄수화물 섭취 비율을 살짝 낮춰보세요.

1~2단계에서 구한 값을 바탕으로 계산해보면 남성은 1일 총 칼로리 섭취량에서 탄수화물을 880~1320kcal, 여성은 680~1020kcal를 설정하여 식단을 관리하면 됩니다(예시3). 탄수화물 섭취 비율은 딱 정해진 정답이 있지 않아요. 그러니 아래 비율을 참고해서 설정하되, 이후 자신의 활동 상태에 맞게 조절하며 탄수화물 섭취량을 찾아보세요.

운동 강도에 따른 탄수화물 섭취 비율

	고강도 운동	중·저강도 운동	활동량 부족
탄수화물 비율	60퍼센트	50퍼센트	40퍼센트

[예시3] 운동 강도에 따른 1일 탄수화물 섭취 칼로리

1일 총 칼로리 섭취량 x 탄수화물 비율

	남성	여성
고강도 운동	1320	1020
중·저강도 운동	1100	850
활동량 부족	880	680

4단계 : 탄수화물 섭취량(g) 구하기

3단계에서 구한 1일 탄수화물 섭취 칼로리를 4kcal로 나누면 1일 탄수화물 섭취량을 구할 수 있어요. 여기서 잠깐! 우리가 먹는 대부분의 음식에는 탄수화물이 포함되어 있답니다. 닭가슴살과 채소에도 탄수화물이 포함되어 있죠. 그러니 섭취량 값에서 75퍼센트 정도만 복합 탄수화물로 섭취하기를 권장해요.

　이해하기 쉽게 현미밥을 예로 들어 설명해볼게요. 현미밥 100g의 탄수화물은 38g이라고 했을 때 남성의 경우 한 끼에 현미밥 160~230g, 여성의 경우 120~180g을 섭취하면서 양을 조절하면 되겠죠. 처음에는 어려울 수 있지만 체계적으로 식단 관리를 한다면 효과적으로 체중 감량을 할 수 있으니 자신에게 맞는 탄수화물 섭취량을 계산해보세요.

[예시4] 1일 탄수화물 섭취량과 75퍼센트 섭취량

1일 탄수화물 섭취 칼로리 ÷ 4

	남성		여성	
	섭취량(g)	75퍼센트(g)	섭취량(g)	75퍼센트(g)
고강도 운동	330	247.5	255	191.25
중·저강도 운동	275	206.25	212.5	159.4
활동량 부족	220	165	170	127.5

식품 100g당 탄수화물 함량

단호박	찐고구마	현미밥	통밀빵	통밀 파스타
13	31	38	50	61

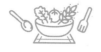

운동 전
탄수화물 섭취법

운동 전에 탄수화물을 먹으면 힘이 나서 운동 효율이 높을 거라고 생각하는 경우가 있어요. 정말 그럴까요? 결론부터 말하면, 운동 전에 탄수화물을 먹으면 운동에 오히려 방해가 돼요.

운동 전에 탄수화물을 먹으면 인슐린이 분비되는데, 그 상태로 운동을 하면 운동으로 분비되는 호르몬과 상충작용이 일어나요. 인슐린은 영양분의 저장을 돕는 '동화 호르몬'인데, 운동할 때는 몸에 저장된 에너지를 사용하기 위해 '이화 호르몬'이 분비돼요. 이화 호르몬이 효과적으로 분비돼야 글리코겐을 분해해서 에너지를 발생시키죠. 그런데 혈액에 인슐린(동화 호르몬)이 동시에 존재하면 운동 효율이 떨어질 수밖에 없어요.

또한 운동할 때는 펌핑, 즉 자극을 주는 부위에 혈액이 몰려야 효과적인데 운동 전에 탄수화물을 먹으면 소화·흡수를 위해 혈액이 내장기관으로 분산되면서 운동 효율이 떨어질 수 있어요. 특히 근력 운동 중 순간적으로 힘을 주면 위에 음식물이 남아 있는 상태에서 위액이 역류해 역류성 식도염에 걸릴 수도 있어요.

운동 전에 식사를 하고 싶다면 3~4시간 전에 식사를 마치는 것이 바람직합니다. 물론 음식에 따라 다를 수 있지만 탄수화물, 단백질, 지방이 골고루 포함된 식사를 한다면 위에서 음식물이 소화되는데 걸리는 시간은 3시간 정도예요. 그러니 3~4시간 전에 식사를 마쳐야 위에서 음식물이 배출되고 호르몬 작용에 방해가 되지 않아요.

① 운동 1시간 전에 식사해야 한다면

소화·흡수가 빠른 탄수화물 위주로 식사를 하세요. 예를 들어 흰쌀죽, 스포츠 음료, 꿀이나 액상으로 만든 음료를 운동 1시간 전에 먹고 운동하는 거죠. 이때 식이섬유와 지방이 함유되지 않은 음식을 먹는 것이 핵심이에요.

② 운동 2시간 전에 식사해야 한다면

소화·흡수 시간이 오래 걸리는 지방을 제외하고 탄수화물과 단백질 위주로 식사를 하세요. 이때 많은 양을 먹을 경우 소화·흡수 시간이 오래 걸릴 수 있으므로 식사량은 평소에 먹던 양보다는 줄여주세요.

운동 중
탄수화물 섭취법

운동 전에 식사가 부실했거나 오랜 시간 음식을 못 먹은 경우라면, 운동 중에 에너지를 공급할 수 있는 음료를 섭취하는 것도 한 가지 방법이에요. 이 방법은 공복 시간이 긴 상태에서 운동을 하는 사람에게 유용합니다.

운동 중에 먹는 탄수화물은 소화가 굳이 필요 없는 단순 탄수화물이 좋아요. 예를 들어, 꿀이나 설탕이 들어 있는 음료가 적합하다고 할 수 있어요. 편의점에서 쉽게 구할 수 있는 스포츠 음료 파워에이드나 게토레이를 마시는 것도 좋은 방법입니다. 식이섬유가 함유된 음료는 소화과정을 필요로 하므로 피해주세요.

다만, 운동 중에 스포츠 음료를 마시는 건 약간의 단점이 있어요. 스포츠 음료 섭취로 몸에 당분이 공급되면 체지방을 에너지로 소모하는 메커니즘이 억제됩니다. 에너지 원료를 외부에서 공급된 당분에 의존하게 되는 거죠. 또한 운동을 하면 몸에서 이화 호르몬이 분비되어 저장된 에너지를 소모하는데, 스포츠 음료 섭취로 당분이 공급되면 동화 호르몬인 인슐린이 분비되어 상충

작용이 일어날 수 있어요.

그러니 운동 전에 공복 시간이 지나치게 긴 경우, 전문적으로 운동하는 선수, 3시간 이상 고강도 운동을 하는 경우가 아니라면 운동 중 영양 섭취는 권하지 않아요.

운동 후
탄수화물 섭취법

운동이 끝난 후에 단백질은 챙겨 먹지만 탄수화물은 먹지 않는 경우가 있어요. 단백질만 잘 먹으면 근육이 생길까요? 스포츠 영양학 관점에서 보면, 단백질과 탄수화물은 혼합섭취하는 것이 중요해요. 특히 운동 후에는 더욱 혼합섭취가 중요합니다.

여러 연구 결과에서 탄수화물과 단백질을 혼합섭취했을 때 근육의 회복이 빠르게 나타났고, 단백질만 섭취하는 것보다 단백질 합성이 높았어요. 그 이유는 몸에서 분비되는 인슐린과 코티솔의 작용 때문이에요. 인슐린은 글루코스와 아미노산을 운반하는 중요한 동화 호르몬이고, 코티솔은 단백질 분해를 일으키는 이화 호르몬이에요. 고강도 운동 후에 코티솔 분비가 증가하는데, 이때 탄수화물과 단백질을 혼합섭취하면 고강도 운동으로 인해 분비된 코티솔이 감소하고, 인슐린 분비가 촉진되죠.

근육 회복기 초기에 인슐린은 혈액의 흐름을 증가시키고, 세포 운반 단백질 중 하나인 글루코스 수송체를 활발하게 작용시켜 근육 안으로 글루코스

유입을 촉진해요. 그러니 운동이 끝난 후에 탄수화물과 단백질을 혼합섭취해야 하는 거예요.

탄수화물 섭취는 운동이 끝난 후 30~60분 이내에 하는 것을 권장해요. 만약 운동하기 5~6시간 전에 식사를 해서 공복이 길어진 상태로 운동을 했다면 운동이 끝나자마자 혈당을 빠르게 올릴 수 있는 탄수화물 식품을 먹는 것도 괜찮은 방법이에요.

직장인의 경우 퇴근 시간이 보통 오후 6~7시, 운동 시간이 7~8시인 경우가 많아요. 운동을 1~2시간 하고 나면 9~10시라는 늦은 시간에 식사를 해야 하죠. 이 경우 운동이 끝나자마자 흡수가 빠른 탄수화물과 단백질이 충분히 함유된 식사를 하세요. 예를 들면, 식빵 1~2조각에 유청 단백질 혹은 달걀을 같이 먹는 거죠. 이렇게 먹은 후 수면을 취해도 무방하므로 운동 시간이 늦어져서 식사 후 바로 취침해야 한다면 이 섭취법을 실천해보세요.

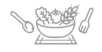

운동 시간에 따른
식사 스케줄

운동 시간과 식사 시간을 어떻게 설정할까요? 아래 가이드를 참고해보세요.
여기에서 핵심은 운동 3시간 전에는 가능한 식사를 마치는 거예요.

① 아침 운동(7:00~8:00)

아침 운동을 한다면 운동 전에 간단하게 먹는 것조차 부담스러울 수 있어
요. 공복 상태로 운동하되 운동을 1시간~1시간 30분 이내로 짧게 하고, 운동
을 마친 후 바로 식사하는 것이 좋습니다.

07:00 ~ 08:00	공복 운동
09:00 ~ 10:00	운동 직후(30분 이내) 간단한 아침 식사
12:30 ~ 13:00	점심 식사
15:30 ~ 16:00	간식(생략 가능)
18:30 ~ 19:00	저녁 식사
22:00 ~	취침

② 저녁 운동(19:00~20:00)

저녁 운동을 한다면 저녁 식사를 하기 전에 운동하세요. 운동하기 3~4시간 전에 간식을 먹고 저녁 운동 후 저녁 식사를 하는 거죠. 운동 시간이 늦어지면 잠들기 전까지 코르티솔 농도가 떨어지지 않아 취침에 방해가 되므로 잠들기 최소 1~2시간 전에는 운동을 마치세요.

07:00 ~ 08:00	아침 식사
12:30 ~ 13:00	점심 식사
15:30 ~ 16:00	운동 전 복합 탄수화물 간식(꼭 챙기기)
19:00 ~ 20:00	운동
20:00 ~ 20:30	저녁 식사(탄수화물과 단백질 위주/식이섬유와 지방 제외)
23:00 ~	취침

③ 늦은 저녁 운동(20:30~21:30)

운동 시간이 늦을 경우 운동을 마치고 소화·흡수가 빠른 음식을 섭취하세요. 달걀흰자와 통밀빵을 추천합니다.

07:00 ~ 08:00	아침 식사
12:30 ~ 13:00	점심 식사
15:30 ~ 16:00	간식(생략 가능)
18:00 ~ 18:30	저녁 식사
20:30 ~ 21:20	실시간 운동
21:20 ~ 21:30(10분)	유산소 운동(수면에 도움이 됩니다)
21:30 ~ 21:40(10분)	간단한 식사(통밀 크래커 혹은 달걀흰자)
23:00 ~	취침

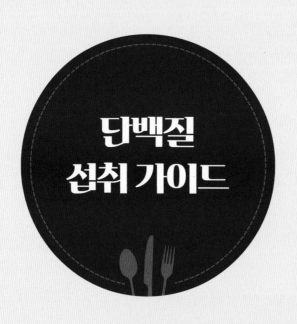

단백질
섭취 가이드

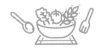

다이어트 할 때
단백질을 먹어야 하는 이유

탄수화물, 단백질, 지방 모두 중요한 영양소지만, 다이어트와 근력 운동을 할 때 가장 중요한 영양소를 꼽으라면 '단백질'이라고 대답하는 사람이 많을 거예요. 단백질을 먹어야 한다는 말은 많이 들어봤는데, 왜 단백질을 먹어야 할까요?

① 근육의 성장에 중요한 역할을 해요

근육은 수분 70퍼센트, 근조직 22퍼센트, 지방 7퍼센트로 이루어져 있어요. 1kg의 근육량을 얻기 위해서는 7일에 220g, 1일에 31g의 추가 단백질 섭취가 필요해요. 근육의 크기를 키우고 근육이 손실되지 않기 위해 단백질을 적정량 섭취하는 것은 아주 중요합니다.

② 모든 체조직 형성에 사용되는 주요 영양소예요

근육, 내장, 뼈, 피부 등 우리 몸은 주로 단백질로 이루어져 있어요. 그래서 성장기의 어린이는 단백질 섭취가 중요해요. 근육을 만들고, 복원하고, 증강하는 성장 호르몬의 주요 성분도 단백질이에요.

③ 대사조절에 결정적인 역할을 해요

단백질은 체내의 거의 모든 효소, 호르몬, 몸의 기능을 조절하는 물질을 형성하는 역할을 해요. 예를 들어 몸에서 일어나는 화학반응의 속도를 조절하는 물질인 효소도 단백질로 구성돼 있어요. 혈액 속 백혈구와 적혈구는 물론, 면역을 담당하는 면역 글로불린 등 우리 몸의 수많은 것들이 단백질로 이루어져 있어요.

다이어트 할 때
먹어도 되는 단백질

단백질이라고 하면 대부분 닭가슴살, 달걀, 단백질 보충제를 떠올리는 경우가 많아요. 단백질은 식물과 동물에 모두 존재해서 사람은 보통 이 두 원천에서 단백질을 공급받아요. '어떤 종류의 단백질을 섭취해야 하는지'에 대한 답변은 식물성이든 동물성이든 다양한 음식을 섭취해야 한다는 거예요.

단백질을 이야기할 때 반드시 언급되는 것이 아미노산이죠. 단백질은 아미노산이 모여서 만들어지기 때문이에요. 쉽게 말해 아미노산이 단백질의 건축자재인 셈이에요. 몸에서 단백질을 합성할 때 20종의 아미노산이 필요해요. 그중에서도 11종은 몸에서 다른 영양소를 통해 합성이 가능한 반면, 9종은 몸에서 합성되지 않거나 합성 속도가 느려서 음식물로 섭취해야 해요. 이 9종을 필수 아미노산이라고 해요.

우리가 음식을 섭취하면 소화과정을 거쳐 단백질이 아미노산으로 분해되고, 아미노산은 몸에 필요한 각각의 단백질로 합성됩니다. 몸은 아미노산이 다양하게 결합된 약 3만 종의 단백질로 이루어져 있어요. 만약 필요한 아미노산이 하나라도 빠지면 단백질을 합성할 수 없으므로 필수 아미노산이 부족하지 않도록 식단에 신경 써야겠죠.

필수 아미노산 함유량을 수치로 나타낸 '아미노산 스코어'라는 것이 있어요. 아미노산 스코어가 높을수록 필수 아미노산이 잘 함유된 식품으로 단백질 합성에 좋은 식품이라고 할 수 있어요. 아미노산 스코어가 높은 동물성 단백질 식품은 쇠고기, 돼지고기, 닭고기, 어류, 달걀, 우유가 있고 식물성 단백질 식품은 곡물, 콩, 콩 가공식품이 있어요.

최근 연구에 따르면 1일 단백질 섭취에서 동물성과 식물성 식품 비율이 3:7이라면 몸에 필요한 단백질을 충분히 섭취할 수 있다고 해요. 동물성과 식물성 음식을 적절하게 섞어 먹는 것은 건강과 영양 측면에서 상당히 유익해요. 동물성 식품을 먹으면 필수 무기질인 철, 아연, 칼슘을 섭취하는 장점이

다이어트 할 때 먹어도 되는 단백질

식품명	단백질	지방	칼로리
닭가슴살	23	1	107
닭안심	23	1	110
소목살	21	1	102
소우둔살	23	1	107
소홍두깨살	22.5	1	105
소안심	19	5	200
돼지등심	24	4	135
돼지다리살	20	4	150
삶은달걀	13	11	154
두부	8	3	79
병아리콩	9	3	164
버섯	3	0	22

있지만 지방 함량이 높기 때문에 식물성 식품 섭취 비율을 높이는 것이 좋아요. 이처럼 식단을 구성할 때는 다양한 단백질 공급원을 활용해주세요.

주의! 단백질 섭취를 적당히 해야 하는 이유

단백질을 많이 먹어도 살이 찔 수 있어요. 탄수화물처럼 단백질도 인슐린 분비를 자극해서 과도하게 섭취할 경우 혈당을 높일 수 있는 거죠. 또한 단백질을 필요량보다 많이 섭취하면 지방으로 전환되어 몸에 지방으로 저장될 수 있어요.

과도한 단백질 섭취는 간에 큰 부담을 줄 수 있어요. 탄수화물, 단백질, 지방은 공통적으로 탄소, 수소, 산소를 포함하고 있어요. 이중에서 단백질만 질소를 가지고 있는데, 단백질이 분해되는 과정에서 암모니아가 분비돼요. 암모니아는 몸에서 독성으로 간주해 배출되지 않고 축적되면 몸에 심각한 악영향을 미칠 수 있어요. 그래서 우리 몸은 암모니아를 신장에 저장해두었다가 소변과 땀 형태로 몸 밖으로 배출하는 거예요. 이 과정이 일어나는 곳이 간인데, 만약 간과 신장이 제대로 기능을 한다면 고단백 식단은 그 자체로 문제가 되지 않아요. 그러나 단백질 섭취량이 너무 많아지면 간에 과부하가 생길 수 있으므로 지나치게 많은 양의 단백질 섭취는 권하지 않아요.

단백질 섭취법

① 한 번에 몰아서(X), 매끼 주기적으로(O)

　단백질은 운동이 끝난 후에만 섭취하는 것이 아니라 매 끼니마다 챙기는 것이 중요해요. 단백질을 주기적으로 섭취해 '아미노산 풀'의 농도를 일정하게 유지하는 것이 근육을 만드는데 도움이 되기 때문이에요. 아미노산 풀이란, 단백질의 재활용 시스템을 말해요. 성인의 경우 1일 평균 250~300g의 단백질을 분해해 인체 조직을 만드는데 재활용해요. 단백질을 주기적으로 섭취해 혈중 아미노산 농도를 유지하면 체내 아미노산이 풍부해지고, 근육세포는 아미노산과 결합해 근육을 합성하게 되는 거죠.

　또한 단백질 합성은 운동 후 최대 24시간까지 일어날 수 있어요. 운동이 끝나고 하루 동안은 섭취한 단백질을 활용해 몸에서 단백질 합성이 일어나요. 그러니 운동 후 초기부터 근육 회복기 내내 주기적이고 지속적으로 단백질을 섭취하는 것이 중요해요.

② 단백질은 탄수화물과 혼합섭취하세요

운동을 한 후에는 더욱더 탄수화물과 단백질의 혼합섭취가 중요해요. 여러 연구에서 탄수화물과 단백질을 혼합 섭취했을 때 근육의 회복이 빠르게 나타났고, 단백질만 섭취하는 것보다 단백질 합성이 높았어요. 그 이유는 체내에서 분비되는 인슐린과 코티솔의 호르몬 작용에 있어요. 인슐린은 글루코스와 아미노산을 운반하는 중요한 동화 호르몬이고 코티솔은 단백질 분해를 일으키는 이화 호르몬이에요. 고강도 운동 후에는 코티솔 분비가 증가하는데, 운동이 끝나고 탄수화물과 단백질을 혼합섭취하면 코티솔을 감소시키고 인슐린 분비가 활발해지는 거죠.

③ 운동이 끝난 후 1시간 이내에 섭취하세요

근육의 단백질 합성 속도는 단백질 섭취 후 30분 이내 최고 수준으로 빠르게 성장하고 최대 3시간 동안 유지돼요. 운동 후 단백질을 섭취하면 단백질 합성과 관련된 신호전달 체계를 활성화시키지만, 단백질을 섭취하는 시간이 늦어질수록 근육 회복이 지연될 가능성이 높아요. 실제로 하체 운동 후 즉각 단백질을 섭취한 집단과 2시간 후 섭취한 집단을 비교했을 때, 즉각 단백질을 섭취한 집단의 대퇴사두근 굵기가 더 증가했어요. 이처럼 단백질 섭취 시기에 따라 근육 회복의 정도에 차이가 있으므로 되도록 운동이 끝난 후 1시간 이내에 단백질을 섭취해주세요.

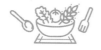

단백질 보충제의
모든 것

단백질 보충제를 꼭 먹어야 할까요? 결론부터 말하면, 단백질 보충제를 꼭 먹어야 하는 것은 아니에요. 만약 육류, 달걀, 생선 등의 형태로 단백질을 섭취하고 있다면 보충제를 추가로 먹을 필요는 없어요. 반면 음식을 잘 챙겨 먹지 못하는 경우라면 보충제를 유용하게 활용할 수 있어요. 자신의 식습관에 맞게 활용하는 것이 가장 중요합니다.

유청 단백질

유청은 가장 질 좋은 단백질로 몸에서 소화·흡수가 잘 되는 아미노산이 함유되어 있어요. 우유에서 유청을 추출하는 방법은 크게 두 가지로 치즈 유청과 우유 유청이 있어요.

치즈 유청은 가장 흔히 사용되는 것으로, 제품의 성분 라벨에 유청 출처가

구체적으로 표시되어 있지 않다면 그 제품은 치즈 유청이에요. 치즈 유청은 치즈 제조 후 남은 부산물로 만든 것이기 때문에 저렴하지만 치즈 제조과정에서 아미노산이 이중으로 분해되어요. 첫 번째 분해는 우유를 발효시키기 위해서 박테리아가 첨가될 때, 두 번째 분해는 우유를 응고시키기 위해서 응유효소(레닛)를 첨가할 때 일어나요.

우유 유청은 치즈 제조과정을 거치지 않고 우유에서 직접 추출한 거예요. 그래서 추출과정 중에 아미노산 분해가 적게 일어나요. 단점은 치즈를 만들지 않고 오롯이 유청을 만들기 위해 우유를 사용하다보니 치즈 유청보다 가격이 비싼 편입니다.

유청에 다양한 종류가 있는데 이는 여과과정을 얼마나 거치느냐에 따라서 나뉘어요. 유청 여과과정에 따라 단백질 보충제는 '농축 유청(WPC)' '분리 유청(WPI)' '가수분해 유청(WPH)'으로 나눌 수 있어요.

① 농축 유청(WPC)

가장 저렴해요. 단점은 유당 함량이 높아서 소화 문제를 일으킬 위험이 있어요. 유당불내증이 없다면 저렴한 농축 유청 단백질을 활용하는 것도 좋은 방법이에요.

② 분리 유청(WPI)

농축 유청보다 한 단계 더 여과과정을 거친 유청 단백질이에요. 그래서 단백질 함량이 더 높고 유당 함량은 더 낮아요. 가격은 더 비싸지만 유당불내증이 있다면 분리 유청 단백질을 선택하는 것이 좋아요. 농축 유청과 분리 유청의 품질 차이는 없기 때문에 유당불내증 여부로 선택하는 것이 좋습니다.

③ 가수분해 유청(WPH)

유청 단백질 중 가장 비싼 종류로 가수분해 효소를 추가해서 소화하기 쉽게 만든 단백질이에요. 그래서 소화·흡수에 문제가 있는 경우가 아니라면 굳이 추천하지 않아요. 소화하기 쉽게 만든 제품이다 보니 혈중 아미노산 농도를 급격하게 높일 수 있고, 당신생을 초래하여 혈당이 높아질 수 있어요.

카제인 단백질

카제인은 우유, 치즈, 요거트에 함유된 주요 단백질이에요. 카제인은 유청 단백질과 소화·흡수 속도에서 차이가 있어요. 카제인은 산도에 따라 굳는 성질이 있어서 흡수 후 위산에 반응해 굳어요. 이러한 성질 때문에 유청에 비해 소화·흡수 시간이 오래 걸려요.

한 실험에서 유청과 카제인을 같은 양 섭취한 후 반응을 살펴봤어요. 섭취 100분 후 유청 섭취 그룹의 혈장 아미노산 수치가 카제인 섭취 그룹보다 훨씬 더 상승했어요. 그러나 섭취 300분이 지나자 유청 그룹의 아미노산 수치는 섭취 이전으로 다시 떨어진 반면, 카제인 그룹은 여전히 상승 상태를 유지했어요. 이를 통해 유청은 흡수 속도가 빠른 단백질, 카제인은 흡수 속도가 느린 단백질이라는 점을 알 수 있죠. 탄수화물에 비유하면 유청은 단순당, 카제인은 복합당과 같은 역할을 하는 거예요. 실제로 유청은 카제인보다 인슐린 수치를 더 높게 상승시켜요.

카제인의 장점은 혈중 아미노산 수치를 높은 수준으로 유지하고 싶을 때 유청처럼 자주 섭취할 필요가 없다는 거예요. 그러니 끼니를 규칙적으로 챙기지 못할 경우 활용하면 좋아요.

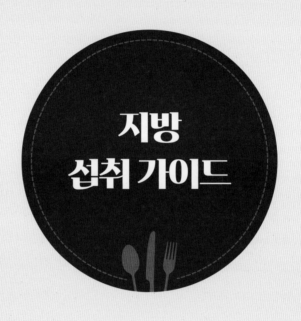

지방
섭취 가이드

다이어트 할 때
지방을 먹어야 하는 이유

지방에 막연히 거부감을 가지고 있는 경향이 있어요. 물론 트랜스지방 같은 변형된 지방, 혈관 속 지방과 복부지방 같은 누적된 지방은 몸에 해로울 수 있지만 지방 자체는 몸에 꼭 필요한 영양소예요. 다이어트 할 때 지방 섭취 이유는 몸이 기본적인 기능을 수행하기 위한 목적에 가까워요. 지방을 섭취해야 하는 이유를 두 가지 알아볼게요.

① 몸을 이루는 중요한 성분

뇌의 80퍼센트는 지방으로 만들어져 있어요. 또한 세포막을 구성하는 중요한 성분과 몸을 조절하는 호르몬의 재료도 지방이에요.

② 필수 지방산과 지용성 비타민 공급

필수 지방산은 필수 아미노산처럼 몸에서 만들 수 없어서 음식으로 섭취해야 해요. 만약 필수 지방산이 부족하면 피부병에 걸리거나 성장을 제대로 할 수 없고 우울증, 시력 저하, 심혈관계 질환 등에 걸릴 수 있어요. 그래서 필수 지방산이 포함되어 있는 콩기름, 참기름, 옥수수유 같은 식물성 기름은 물론 견과류나 등푸른 생선을 적당히 먹는 것이 중요해요.

또한 음식으로 섭취하는 지방은 지용성 비타민 A·D·E·K를 공급해줘요. 농축된 에너지원으로 성장과 발달에 매우 중요한 작용을 하죠.

다이어트 할 때 먹어도 되는 지방

지방은 크게 포화지방, 불포화지방, 트랜스지방으로 나눌 수 있어요. 이중에서 다이어트 할 때 먹어도 되는 지방은 오메가-3에 해당하는 불포화지방이에요.

① 불포화지방

실온에서 액체 상태로 존재하고 변질이 쉽게 일어나요. 불포화지방이 좋다고 말하는 이유는 몸에 꼭 필요한 '필수 지방산'이기 때문이에요. 대표적으로 오메가-3와 오메가-6가 있으며 체내에서 합성이 불가능하여 음식으로 반드시 섭취해야 하죠.

오메가-3는 정어리, 삼치, 고등어, 장어 같은 등푸른 생선에 풍부하게 들어 있어요. 1주(7일)에 2회 섭취를 권장하지만 현실적으로 어렵다면 캡슐 형태의 오메가-3 영양제로 섭취하는 방법도 고려할 수 있어요. 들기름, 올리브유, 아보카도유, 견과류도 오메가-3가 풍부한 식품이에요.

주의할 점은 한 가지 식품에 한 종류의 지방만 함유되어 있는 것이 아닌, 여

불포화지방이 함유된 식품(100g 기준)

식품명	불포화지방(g)	포화지방(g)	칼로리(kcal)
MCT오일	0	13	867
참치	0.3	0.2	108
연어	3	2	146
옥수수유	10	16	900
아보카도	15	3	187
달걀노른자	16	10	322
아마씨	37	4	534
해바라기씨	42	5	570
아몬드	44	4	578
호두	55	6	654
올리브유	80	13	884
카놀라유	87	7	884

러 가지 지방산이 섞여 있다는 거예요. 그러니 전체적인 비율을 고려하여 섭취하는 것이 중요해요. 특히 오메가-6의 비율이 높으면 염증반응을 일으킬 수 있어 비율을 지키며 적당량 섭취해야 하죠. 또한 불포화지방산은 쉽게 변질되기 때문에 공기 중에 노출되거나 요리로 고열을 가하면 산화·산패되어 노화와 암 같은 질병을 유발할 수 있으니 섭취에 유의하세요.

② 포화지방

실온에서 고체나 젤 형태로 존재하는 지방을 말해요. 불포화지방에 비해 상온에서 쉽게 상하지 않아요. 쇠기름, 돼지기름, 버터, 팜유 등 동물성 식품에 함유돼 있어요. 포화지방은 체온을 유지하고 외부 충격으로부터 몸을 보호하는 역할을 해요. 그러나 과다 섭취할 경우 지방간 위험을 높이고, 혈중 콜레스테롤과 중성지방 수치를 높여 심혈관계 질환과 비만을 유발해요.

③ 트랜스지방

되도록 피해야 하는 지방이에요. 감자튀김, 팝콘, 마가린, 비스킷, 치킨, 고로케 같은 식품에 많이 들어 있어요. 심혈관계 질환의 발병률을 높이는 등 몸에 해롭기 때문에 되도록 섭취하지 않는 것이 좋아요.

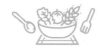

지방을
어떻게 태울 수 있을까?

다이어트 목적 중 가장 대표적인 것이 바로 체지방 감량입니다. 뱃살, 팔뚝살, 승마살처럼 보기 싫은 살을 빼기 위해서는 체지방량을 줄여야 해요. 운동할 때 탄수화물을 에너지원으로 사용하는 운동이 아닌 지방을 에너지원으로 사용하는 운동을 하면 도움이 될까요? 물론 소모 칼로리를 늘리면 체지방량을 줄일 수 있지만 체지방이 에너지로 사용되는 원리에 대해서 이해하면 좀 더 효율적으로 운동할 수 있습니다.

뱃살과 허벅지살 같은 지방은 지방세포 안에서 중성지방의 형태로 존재합니다. 지방세포 안에 지방이 저장되어 있을 때는 에너지원으로 사용할 수 없어요. 그러니 지방이 지방세포 밖으로 나와야 해요. 지방이 어떻게 지방세포 밖으로 나올 수 있을까요? 가장 중요한 요소는 호르몬이에요. 지방을 동원하는 호르몬이 분비되면 지방을 에너지원으로 활용할 수 있어요. 우리가 긴장과 스트레스 같은 자극을 받으면 교감신경계가 작동하여 노르에피네프린과 에피네프린이라는 호르몬이 분비됩니다. 이 호르몬이 분비되면 지방세포의 지방이 사용될 수 있도록 신호를 보내고 혈액으로 유리지방산이 방출돼요. 지방세포에서 나온 지방이 혈액에 들어가 몸을 순환하고 근육과 간조직이 지방을 붙잡아 연료로 사용하는 거예요. 드디어 체지방을 태울 수 있는 거죠!

체지방을 태우는데 목적이 있다면 결국 앞서 이야기한 호르몬이 분비될 수 있도록 하는 것이 매우 중요해요. 이 호르몬은 심리적 스트레스, 갑작스러운 환경 변화, 운동을 할 때 농도가 증가합니다. 특히 저항 훈련으로 인한 스트레스는 호르몬 분비를 자극하는 것으로 알려져 있어요. 어떤 방식으로 근력 운동을 하면 좋을지 알아볼게요.

① 운동 시간은 최소 30분 이상

에피네프린과 노르에피네프린 호르몬은 운동 시간이 증가함에 따라 혈중 농도가 증가합니다. 특히 에피네프린은 혈당 변화에 민감하여 단시간 낮은 강도의 운동에는 거의 변화가 없고 장시간 고강도 운동 중에 증가하는 추세를 보여요. 그러니 근력 운동을 할 때 최소 30분 이상 하는 것이 좋습니다.

② 운동 강도를 체계적으로 설정하세요

가장 중요한 것은 운동 강도가 떨어지지 않도록 유지하는 거예요. 운동을 할 때 에피네프린과 노르에피네프린의 농도를 측정한 연구 결과에 따르면, 운동 중 강도를 유지한 사람과 강도가 점점 낮아진 사람을 비교했을 때 강도를 유지한 쪽의 에피네프린과 노르에피네프린 농도가 높게 나타났습니다. 실제로 노르에피네프린의 경우 운동 강도가 최대 산소 섭취량 50퍼센트 이상이 되면 급격하게 증가하고, 에피네프린은 최대 산소 섭취량 60~70퍼센트 수준을 넘어갈 때부터 증가하기 시작해요.

운동 강도를 조절하는 가장 정확한 방법은 운동 중 산소 소비량을 확인하고 젖산염 농도를 주기적으로 측정하는 거예요. 그러나 이는 운동 생리학실에서 측정이 가능하기 때문에 현실적으로는 어려움이 있으므로 평소에 세트 수, 무게, 횟수, 휴식 시간을 일지에 기록하며 운동 강도가 낮아지지 않도록 체계적으로 설정해주세요.

③ 근력 운동 후 유산소 운동을 반드시 병행하세요

운동을 하면 혈액으로 방출된 지방 중 실제로 산화되는 양은 일반적으로 1/3 미만이라고 해요. 그렇다면 산화되지 않은 지방은 어떻게 될까요? 2/3에 해당하는 나머지 지방은 원래 있던 곳, 지방세포로 돌아가게 되는 거죠. 여러 연구을 통해 밝혀진 바에 따르면, 저항성 운동을 하면 교감신경계가 활성화되며 체내 유리지방산, 글리세롤, 성장 호르몬의 농도가 높아지면서 이후 유산소 운동을 시작할 때 지방을 더 많이 태운다고 해요. 그러니 근력 운동을 마치고 나면 반드시 유산소 운동을 병행해주세요.

핏블리의
영양 특강

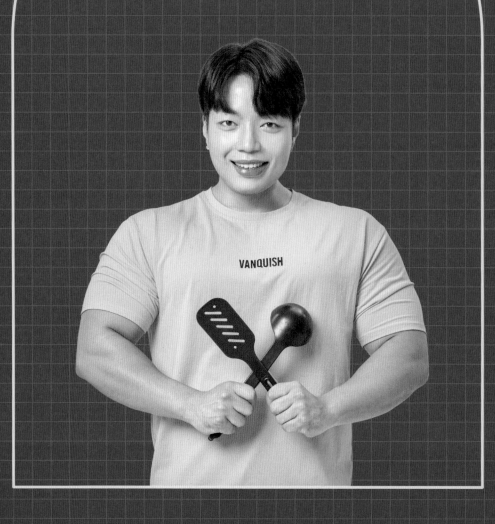

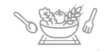

먹을수록
살이 빠지는 영양소

우리가 고기나 생선을 먹을 때 뼈를 소화시키기 어려운 이유는 뼈가 동물의 몸을 지탱할 수 있을 만큼 강한 물질이기 때문이에요. 마찬가지로 식물을 지탱하는 섬유질, 즉 식이섬유는 식물의 생존을 위해 소화하기 어렵게 결합돼 있어요. 우리 몸에는 식이섬유를 소화하는 효소가 없어 소화가 되지 않습니다. 식이섬유는 분해가 되지 않은 상태로 대장으로 가는 거죠.

식이섬유는 크게 물에 녹지 않는 지용성 식이섬유와 물에 녹는 수용성 식이섬유로 구분할 수 있어요. 두 가지 식이섬유 모두 큰 장점을 가지고 있어요. 지용성 식이섬유는 장에서 수분을 흡수하면 부풀어서 장운동을 활발하게 하고 배변활동을 원활하게 해요. 수용성 식이섬유는 장에서 젤리 상태로 변하

지용성 식이섬유 식품	수용성 식이섬유 식품
통곡물, 감자 껍질, 콜리플라워, 애호박, 셀러리, 아보카도	콩, 귀리, 보리, 호밀, 브로콜리, 당근, 고구마, 양파, 견과류

면서 당질 흡수를 도와 혈당이 올라가는 것을 억제해요.

다이어트 할 때 채소를 많이 먹어야 한다는 말을 들어봤을 거예요. 그 이유는 식이섬유 섭취를 늘리기 위해서입니다. 식이섬유는 다이어트 할 때 도움이 되기 때문이에요. 첫 번째로, 식이섬유가 풍부한 음식은 위에서도 천천히 이동해서 포만감이 오래 가고 배부름을 쉽게 느끼게 해요. 다이어트 식단을 할 때 항상 배고픔과 싸우고 있다면 식이섬유를 적절히 활용하여 포만감을 줄 수 있도록 식단을 구성하는 것이 좋아요.

두 번째로, 식이섬유는 혈당이 급격하게 오르는 것을 막아줘요. 수용성 식이섬유는 위에서 액체와 섞이면 걸쭉한 젤을 형성해 당분이 혈류로 배출되는 것을 늦춰줍니다. 탄수화물을 먹을 때 식이섬유를 함께 섭취하면 혈당이 급격하게 오르는 것을 피할 수 있어요.

식단 관리를 하다 보면 식이섬유를 먹기가 쉽지 않아요. 채소는 손질하기 번거로워서 식단에 자주 사용하지 않게 되는 것 같아요. 이럴 때는 세척만 해도 손쉽게 먹을 수 있는 쌈채소류를 활용하거나, 찜기에 간단히 쪄서 먹을 수 있는 버섯류를 활용해보세요.

영양제
이렇게 먹으세요!

다이어트 할 때 챙겨 먹으면 좋은 영양제는 어떤 것이 있을까요? 사실 가장 좋은 것은 식품을 통해 영양을 섭취하는 거예요. 식품으로 다양한 영양소를 챙기는 것이 가장 바람직하기 때문에 하루 두 끼에서 세 끼를 가정식으로 먹는다면 영양제를 따로 챙겨 먹을 필요는 없어요. 그러나 간편식으로 다이어트를 하는 경우 필요한 영양소를 제대로 섭취하지 못할 수 있어요. 그럴 때 추천하는 영양제가 몇 가지 있어요.

① 유산균

식단 관리 초반에 변비에 걸리는 경우가 있어요. 평소보다 먹는 양이 급격히 줄어들거나 영양 밸런스가 깨진 상태일 때 나타나는 현상이에요. 특히 간편식으로 식사를 챙기면 채소 섭취가 적어서 식이섬유가 부족할 수 있어요. 혹은 단백질 섭취가 갑자기 늘어날 경우 변비가 생길 수 있죠. 이 경우 유산균을 적절히 챙겨 먹는 것이 도움이 됩니다.

유산균은 음식의 소화를 돕고 변비를 예방하는 역할을 해요. 보통 유산균을 프로바이오틱스라고 알고 있는데, 유산균은 프로바이오틱스의 대표적인 종류 중 하나로 락토바실러스 균종을 유산균이라고 해요.

유산균을 섭취할 때는 균이 살아서 장까지 가는 것이 정말 중요해요. 장에 도착하기 전에 거치는 위에서 위산이 분비되어 균의 생존률이 낮아지기 때문이에요. 장에 균이 도착해서 유익균 증식, 유해균 억제, 배변활동 원활의 기능을 하려면 1일 1억~100억 CFU 유산균 영양제를 섭취하는 것이 효과적이에요. 유산균은 적정 섭취량 이상 섭취하면 가스와 설사를 유발하므로 유의하세요.

② 칼슘제

"칼슘이 다이어트와 무슨 관련이 있지?"라고 생각할 수 있어요. 그러나 칼슘은 뼈와 치아를 구성하는 역할 이상으로 다이어트에서 중요한 기능을 해요. 칼슘은 신경전달 기능을 하는데, 만약 몸에서 칼슘이 부족하면 뇌에서 음식을 덜 먹었다고 인식해 폭식을 유발할 수 있어요. 또한 칼슘은 몸에 지방이 과도하게 축적되지 않도록 지방을 배출하는 역할을 해요. 장에서 지방과 칼슘이 만나면 지방이 응고되어 대변으로 배출되는 거죠. 실제로 한 실험에서 저칼슘 섭취자와 고칼슘 섭취자의 지방 배출을 비교했을 때, 고칼슘 섭취자의 지방 배출이 2배 이상 높은 것으로 나타났어요.

칼슘은 우유, 유제품, 생선뼈, 해조류, 두류, 곡류, 채소에 함유되어 있는데 칼슘제를 섭취할 경우 식사와 겹치지 않게 먹는 것을 권장해요. 또한 칼슘제는 철분, 마그네슘, 아연, 구리의 흡수를 방해하므로 함께 먹지 않는 것이 좋아요. 한국인 영양 섭취 기준에 의하면 성인의 1일 칼슘 섭취량은 남녀 모두 700~800mg을 권장하고 있어요.

③ 종합비타민

스케줄 특성상 끼니를 간단히 때우거나 거르는 경우가 있다면 종합비타민 섭취를 고려해보세요. 예를 들어 아침에 토스트와 달걀로 간단히 먹는다면 식사로 채우지 못한 비타민을 영양제를 통해 채우는 거죠. 반면 아침에 곡류, 채소, 육류가 골고루 포함된 영양적으로 균형 잡힌 식사를 한다면 별도로 비타민을 섭취할 필요는 없어요.

종합비타민을 고를 때는 두 가지를 고려하세요. 첫 번째는 지용성 비타민 (A·D·E·K) 함량이 1일 권장 섭취량의 100퍼센트를 넘지 않아야 해요. 수용성 비타민은 과다 섭취하면 소변을 통해 몸 밖으로 배출되지만 지용성 비타민은 배출되지 않아요. 특히 비타민 A는 과하게 섭취할 경우 간에서 독성을 유발할 수 있으니 함량이 초과하지 않도록 주의가 필요해요.

두 번째로, 서빙 타블렛이 높은 것을 선택하세요. 예를 들어 1일 1알을 먹는 제품과 1일 3알을 먹는 제품 중에서 후자를 선택하는 것이 비타민을 과다 섭취하지 않고 조절하기에 좋습니다. 1일 3알을 먹는 제품이라면 아침, 점심, 저녁으로 나눠 섭취할 수 있고 아침에 식사로 충분히 비타민을 섭취했다면 비타민제를 따로 먹지 않아도 되니 섭취량을 조절하기 편리하기 때문이에요.

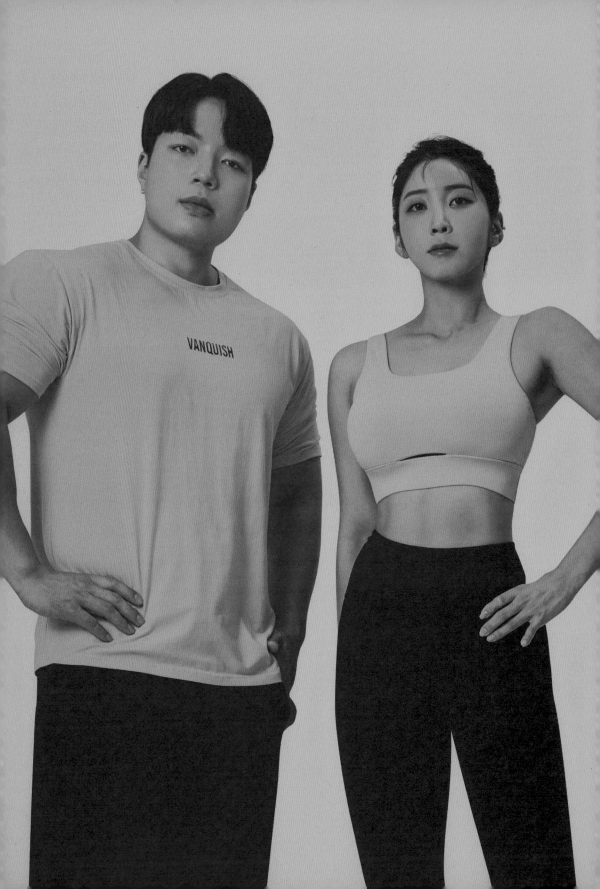

2장

다이어트 식단 레시피

식단을 어렵게 생각하는 분들이 많아요. 운동은 어떻게든 하겠는데, 식단 관리를 하면 맛없는 음식을 먹어야 하는 건 아닌지 걱정이 되는 거죠. 하지만 그렇지 않아요. 오히려 식단 관리를 하면 세끼를 맛있게 구성할 수 있어서 다이어트에 성공할 확률이 높아져요. 우선 책에서 소개하는 식단과 레시피를 차근차근 따라해보세요.

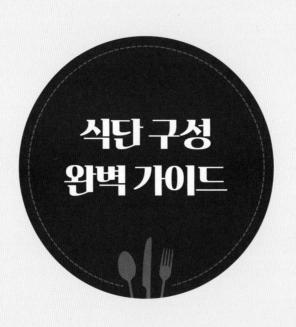

식단 구성
완벽 가이드

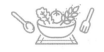

1단계 :
식단 목적 정하기

다이어트 식단을 구성할 때 섭취 칼로리를 하나하나 따지며 강박적으로 음식을 먹어야 할까요? 저는 아니라고 생각해요. 기본적인 식단 구성 방법을 이해하면 얼마든지 자유롭게 식사를 할 수 있어요. 그러니 영양 전문가가 아니더라도 자신이 어떠한 영양소를 얼마나 먹어야 하는지 아는 것이 중요해요.

식단을 구성할 때 무엇을 가장 먼저 생각해야 할까요? 바로 목적입니다. 식단 구성은 개인이 식단 관리를 하는 목적에 따라 얼마든지 다르게 구성할 수 있어요. 체중을 줄이고 싶은지, 근육량을 늘리고 싶은지에 따라 식사량과 식품 구성이 달라지겠죠. 또한 개인의 취향과 상황에 따라서도 달라질 수 있어요.

목적을 정했다면 탄수화물, 단백질, 지방 비율을 어떻게 구성해서 먹어야 하는지 알아야 합니다. 이미 누군가 짜놓은 식단을 그대로 따라하거나, 똑같은 식단을 매번 반복하기보다 목적에 맞춰서 영양소 섭취량을 계산하고 설정하는 방법을 아는 것이 필요해요.

혹시 다이어트 식단이라고 하면 고구마, 닭가슴살, 샐러드만을 생각하나요? 다이어트 식단 코칭을 하다 보면 근육량은 적고 체지방량은 많은데 초저칼로리 식단으로 식사하면서 근육량이 증가하기를 바라는 경우가 있어요. 이 경우 실제로 먹는 양이 적을지라도 이상하게 체지방량이 줄어들지 않는 것처럼 느껴질 거예요. 이처럼 식단 관리를 하고 있는데 몸에 변화가 없다면 체형을 고려하지 않았을 가능성이 높아요.

책에서는 편의상 체형을 두 케이스로 분류해서 식단 구성 방법을 알아볼게요. 근육량이 적고 체지방량이 많은 A케이스, 근육량과 체지방량 모두 적은 B케이스입니다.

책에서 소개하는 가이드를 정석처럼 따라하기보다 각자의 상황과 기호에 맞게 적절히 변형해서 활용해보세요. 개인의 대사량과 체형에 따라 식단 구성은 상이할 수 있으니 영양사 혹은 영양 전문가와 상담해보는 것도 좋은 방법입니다.

근육량과 체지방량에 따른 체형 분류

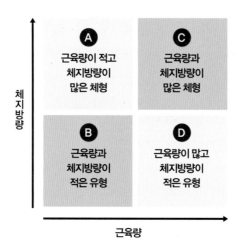

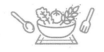

2단계 : 체형 고려하기
근육량이 적고, 체지방량이 많다면?

분명히 다이어트 식단으로 먹고 있는데 도무지 살이 빠지지 않는 사람들이 있을 거예요. 이 경우 체성분을 분석해보면 대부분 근육량이 적고, 체지방량이 많은 체형에 속해 있습니다. 빠르게 살을 빼고 싶은 마음에 극단적으로 섭취 칼로리를 줄이면서 숫자상의 체중을 줄이는데 집중하는 경우가 많아요.

안타깝게도 우리 몸은 식사량을 갑자기 줄이면 섭취 칼로리가 빠르게 감소하는 환경에 반응해 평소보다 많은 영양소를 저장하고, 저장한 칼로리를 더욱 사용하지 않으려고 합니다. 무엇보다 먹는 양을 지나치게 줄이면 흔히 말하는 '입 터지는' 상황이 발생하는 건 시간문제예요. 결국 폭식으로 체중이 원상 복귀되거나 다이어트 하기 전보다 체중이 더 증가할 수 있어요. 극단적 식단과 감량→폭식과 요요→극단적인 식단과 감량→폭식과 요요 사이클을 반복하는 과정에서 다이어트 식단에 대한 강박과 식이조절의 어려움을 느끼게 되어 스트레스가 누적되기도 하죠.

식단을 구성할 때는 몸에서 갑작스러운 칼로리 섭취 감소에 거부 반응을 일으키지 않도록 전략적으로 식단을 구성해야 해요. 만약 운동과 식단을 처

근육량이 적고 체지방량이 많은 사람의 인바디

골격근·지방분석 Muscle-Fat Analysis

		표준이하		표준		표준이상					
체중 Weight (kg)		40 55 70	85	100	115	130 145 160 175 190 205%					
				62.7							
골격근량 Skeletal Muscle Mass (kg)		60 70 80	90	100	110	120 130 140 150 160 170%					
				24.4							
체지방량 Body Fat Mass (kg)		20 40 60	80	100	160	220 280 340 400 460 520%					
				17.8							

비만분석 Obesity Analysis

		표준이하		표준		표준이상					
BMI Body Mass Index (kg/m²)		- 10 15	18.5	21	23	30 35 40 45 50 55%					
				21.7							
체지방률 Percent Body Fat (%)		- 8 13	18	23	28	33 38 43 48 53 58%					
				28.3							

음 시작했고, 근육량은 적은데 체지방량이 많은 체형이라면 오히려 처음에는 잘 먹으면서 근육량을 증가시키는데 집중해야 합니다. 먼저 근육량을 증가시키고, 체지방량은 이후에 감량하는 것을 목표로 하는 거죠. 이 경우 식단을 구성해서 먹을 때 다음 두 가지를 지켜주세요.

① 섭취 칼로리는 소모 칼로리와 비슷하게 설정하세요

소모 칼로리는 30쪽 '소모 칼로리 완벽 정리'에서 이야기한 기초대사량, 활동대사량, 식이성 발열효과(TEF)를 모두 더한 값을 말해요. 자신의 소모 칼로리를 계산한 후 해당 칼로리에서 200~300kcal를 증가 혹은 감소해서 섭취 칼로리를 설정합니다.

② 단백질은 체중 1kg당 1.6~1.7g 내외로 설정하세요

예를 들어, 체중이 55kg이라면 '55×1.6=88'로 계산해서 단백질을 1일

활동 정도와 목적에 따른 단백질 권장량

활동 정도	체중 1kg당 단백질 권장량(g)
좌식 생활자	0.8
근력 훈련 + 근육량 유지 목적	1.2 ~ 1.4
근력 훈련 + 근육량 증대 목적	1.6 ~ 1.7
지구력 훈련	1.2 ~ 1.4
간헐성 고강도 훈련	1.4 ~ 1.7
체중 제한	1.4 ~ 1.8

88g 먹는 거예요. 운동을 하고 근육에 상처를 낸 후 근육의 성장을 위해서는 적절한 단백질 섭취가 반드시 필요해요.

위의 두 가지 사항을 고려해 식단 관리를 하면서 근육량이 증가했다면, 이후에는 섭취 칼로리를 전략적으로 줄여가며 체지방을 감량하면 됩니다.

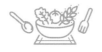

2단계 : 체형 고려하기
근육량과 체지방량이 적다면?

분명히 잘 먹는데 도무지 근육이 붙지 않는 사람이 있을 거예요. 벌크업은 어떻게 하면 좋을까요? 이 경우 체성분을 분석해보면 대부분 체중은 표준 체중보다 적게 나가는 경우가 많고, 본인의 생각과 달리 식사량 자체가 매우 적을

근육량과 체지방량이 적은 사람의 인바디

골격근·지방분석 Muscle-Fat Analysis

		표준이하		표준		표준이상						
		40	55	70	85	100	115	130	145	160	175	190	205 %
체중 Weight	(kg)				46.9								
		60	70	80	90	100	110	120	130	140	150	160	170 %
골격근량 Skeletal Muscle Mass	(kg)			19.2									
		20	40	60	80	100	160	220	280	340	400	460	520 %
체지방량 Body Fat Mass	(kg)				11.1								

비만분석 Obesity Analysis

		표준이하		표준		표준이상					
		-	10	15	18.5	21	23	30	35	40	45	50	55 %
BMI Body Mass Index	(kg/m)				17.7								
		-	8	13	18	23	28	33	38	43	48	53	58 %
체지방률 Percent Body Fat	(%)					23.7							

확률이 높아요. 또한 체지방량이 표준 범위 이하임에도 불구하고 체지방량이 증가하는 것에 두려움을 느끼는 경우가 종종 있어요.

이처럼 근육량과 체지방량이 모두 표준 범위 이하라면 체지방량을 표준치로 높이는 것을 감안하면서 추가로 영양 섭취를 하는 것이 중요합니다. 이 경우 식단을 구성해서 먹을 때 다음 세 가지를 지켜주세요.

① 섭취 칼로리를 소모 칼로리보다 많게 설정하세요

움직여서 소모하는 것보다 많이 먹어야 근육량을 늘릴 수 있어요. 이때 아무거나 많이 먹으면 근육이 아닌 체지방만 늘어나겠죠? 그러니 자신의 소모 칼로리를 계산한 후 해당 칼로리에서 300~400kcal 많이 섭취 칼로리를 설정하세요(30쪽 '소모 칼로리 완벽 정리' 참고). 여기서 핵심은 근육량을 늘릴 수 있는 식품으로 섭취 칼로리를 채우는 거예요.

근육량을 1kg 늘리려면 어떻게 해야 할까요? 근육은 크게 세 가지 성분으로 구성돼 있어요. 수분이 70퍼센트, 근조직이 20~22퍼센트, 지방이 5~7퍼센트 차지하고 있죠. 즉 1kg의 근육량을 얻기 위해서는 220g의 단백질 섭취가 필요하다고 볼 수 있어요.

근육 1kg을 만드는데 필요한 칼로리는 약 1200~1400kcal예요. 체지방 1kg을 만들 때 7700kcal가 필요한 것과 비교하면 근육 1kg을 만들 때 많은 양의 칼로리가 필요한 건 아니에요. 1200~1400kcal를 섭취하면서 운동으로 근육이 1kg씩 차곡차곡 증가하면 참 좋겠지만 쉽지 않아요. 개인마다 하루에 합성할 수 있는 골격근량이 다르고 운동 경력, 운동 강도, 운동 시간 등 다양한 요인에 따라 얼마든지 달라지기 때문이죠. 근육량을 늘리기 위해서는 충분한 영양 섭취와 함께 강도 높은 운동이 뒷받침되어야 한다는 사실을 잊지마세요!

② 탄수화물, 단백질, 지방 섭취량을 설정하세요

식단 코칭을 해보면 탄수화물과 지방 섭취에 두려움을 느끼는 경우가 많아요. 그러나 근육량을 늘리기 위해서는 근육이 성장할 수 있도록 탄수화물, 단백질, 지방을 모두 적정량 섭취해야 합니다. 특히 지방 중에는 몸에서 합성할 수 없어 식품이나 영양제로 섭취해야 하는 필수 지방산(오메가-3, 오메가-6)이 있어요. 필수 지방산이 결핍되면 지질대사에 이상이 생기거나 간에 지방이 축적되고 콜레스테롤 양이 증가할 수 있어요. 그러니 탄수화물, 단백질, 지방이 골고루 포함된 식사를 하는 것이 중요합니다. 탄수화물, 단백질, 지방 섭취량을 설정할 때는 5:3:2, 4:4:2의 비율이 대표적이니 참고해주세요.

③ 체지방량 증가를 두려워하지 마세요

가장 좋은 것은 체지방량이 늘지 않으면서 근육량만 증가하는 거죠. 그러나 근육량을 늘리기 위해서는 어느 정도 체지방량 증가는 감안해야 합니다. 체지방량 증가를 최소화하기 위해서는 신체 변화를 살피고 목표치만큼 근육량이 증가했다면 섭취 칼로리를 조절하세요.

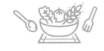

3단계 : 식단 실수 점검하기

식단 관리를 할 때 많이 저지르는 실수가 무엇일까요? 다이어트 식단을 시작하기 전에 한번 점검해보세요.

① 탄수화물 섭취를 극단적으로 줄였나요?

탄수화물은 고강도 무산소 운동을 1분 미만으로 할 때와 고강도 유산소 운동을 1~2시간 할 때 에너지원으로 사용해요. 탄수화물 섭취가 부족하다면 고강도 운동을 할 때 제대로 운동 능력을 발휘하기가 어려워요. 식단 관리의 목적이 근육량 증가라면 탄수화물을 적절히 섭취하는 것이 아주 중요해요.

탄수화물 섭취는 벌크업을 목적으로 할 경우 체중 1kg당 5~6g의 탄수화물 섭취를 권장합니다. 이때 주의해야 할 점은 탄수화물이 밥, 빵, 고구마, 단호박에만 포함된 것이 아니라 우리가 섭취하는 대부분의 음식에 포함돼 있다는 거예요. 그러니 나에게 필요한 탄수화물 섭취량의 70~80퍼센트만 복합 탄수화물 식품으로 섭취하면 됩니다. 나머지 20~30퍼센트는 닭가슴살, 달걀, 생선 등 다른 식품으로 섭취할 수 있어요.

탄수화물 섭취량을 점진적으로 줄이는 방법	1단계	처음에는 체중×2.5g으로 계산해서 탄수화물 섭취하기
	2단계	1주에 1회 인바디 체크로 근육량과 체지방량 변화 확인하기
	3단계	탄수화물 섭취량 줄여가기(1일 최소 50~100g은 섭취 권장)

② 고단백 위주로 식사하고 있나요?

　혹시 단백질을 많이 먹어야 근육량이 많이 증가한다고 생각하고 있나요? 단백질은 지방으로 저장되지 않으니 하루 섭취 칼로리의 대부분을 단백질로 섭취하고 있진 않나요? 그렇다면 실수를 저지르고 있는 거예요. 다른 영양소에 비해 단백질이 상대적으로 체지방 증가로 이어지는 경향이 적은 것은 사실이에요. 그러나 체중 1kg당 단백질 2g 이상 섭취하는 건 근육량 증가에 큰 영향을 주지 않는다는 연구 결과가 많아요. 단백질은 체중 1kg당 1.6~1.7g을 섭취하는 것이 적당합니다. 89쪽 '활동 정도와 목적에 따른 단백질 권장량'를 보고 자신에게 맞는 섭취량을 정해보세요.

단백질 섭취량을 적절하게 설정하는 방법	1단계	처음에는 체중×1.6g으로 계산해서 단백질 섭취하기
	2단계	1주에 1회 인바디 체크로 근육량과 체지방량 변화 확인하기
	3단계	단백질 섭취량 조절하기(운동 강도, 신체 상태, 근육량 변수 고려)

③ 살찔까 봐 지방을 먹지 않나요?

　식단 관리를 하는 경우 대부분 지방 섭취에 거부감과 두려움을 가지곤 해요. 지방을 먹으면 체지방 증가로 이어지지 않을까 걱정하는 거죠. 그러나 지방은 몸에서 여러 가지 중요한 역할을 합니다. 예를 들면 지방은 뇌세포 막을 구성해 인지기능과 시각기능에 영향을 주는 거죠. 오히려 지방을 다른 영양소와 균형 맞춰 섭취하면 체중 감량에 도움이 되고 탄탄한 몸을 만드는데 긍

정적인 작용을 합니다. 그러니 지방 섭취를 두려워하지 말고 식단에 포함시켜 보세요. 지방은 하루 섭취 칼로리에서 약 20퍼센트 비중으로 섭취하는 것이 좋습니다.

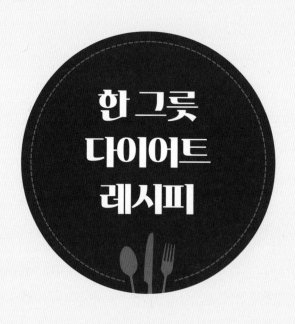

한 그릇
다이어트
레시피

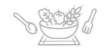

10일치
식단표

	아침	점심	저녁	칼로리
1세트	단백질 요거볼 102쪽	닭고기 달걀 덮밥 130쪽	단호박 에그슬럿 샐러드 104쪽	1059
2세트	커스터드 토스트 156쪽	따뜻한 버섯 샌드위치 148쪽	나폴리탄 파스타 138쪽	1152
3세트	당근라페 또띠아랩 144쪽	샐러드 유부초밥 110쪽	두부면 잔치국수 132쪽	1164
4세트	닭가슴살 누룽지 수프 114쪽	닭가슴살 시저 샌드위치 150쪽	에그인헬 파스타 142쪽	1170
5세트	단호박 에그슬럿 샐러드 104쪽	양배추 샌드위치 146쪽	돼지고기 시래기밥 122쪽	1236
6세트	촉촉 달걀 카무트 샐러드 106쪽	버섯 두유 리조또 128쪽	루콜라 토마토 오일파스타 140쪽	1275
7세트	달걀쌈장 오트밀밥 118쪽	스테이크 덮밥 126쪽	골뱅이 콩나물 비빔면 134쪽	1286
8세트	두부 달걀밥 116쪽	닭가슴살 시저 샌드위치 150쪽	불고기 샐러드밥 120쪽	1324
9세트	아보카도 달걀 토스트 154쪽	시금치 새우 데리야키밥 124쪽	캘리포니아 볼 108쪽	1340
10세트	촉촉 달걀 오트밀 수프 112쪽	접어 먹는 타코 152쪽	얌운센 136쪽	1346

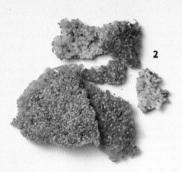

1

2

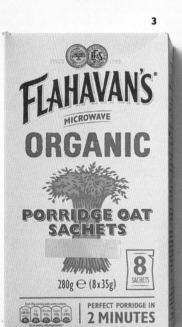

5

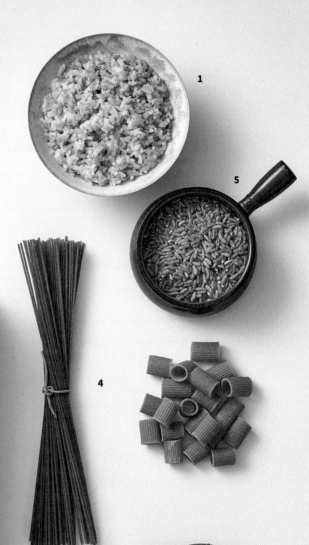

3

4

FLAHAVAN'S®

SINCE F&S 1785

MICROWAVE

ORGANIC

PORRIDGE OAT
SACHETS

8
SACHETS

280g ℮ (8 x 35g)

PERFECT PORRIDGE IN
2 MINUTES

6

7

Sanitarium™
The Health Food Company

Weet-Bix™

AUSSIE KIDS ARE WEET-BIX KIDS

97%
wholeGRAIN

LOW
sugar

HIGH
fibre

AUSSIE
OWNED
& MADE

375g

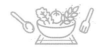

레시피에 자주 사용한
탄수화물 식품

1 현미밥 밥 요리에는 쌀밥보다 천천히 소화·흡수되는 현미밥을 사용했어요. 레시피 재료에서 현미밥은 통곡물 밥으로 대체해도 좋아요.

2 현미 누룽지 백미 누룽지보다 현미나 잡곡으로 만든 누룽지를 먹으면 소화·흡수 시간을 늘릴 수 있고, 저작 활동에도 도움이 돼요.

3 오트밀 물이나 우유에 불려서 식사대용으로 먹기 좋아요. 오트밀의 원료인 귀리는 백미보다 탄수화물 함량이 낮고, 단백질 함량은 2배 많아요.

4 통밀 파스타 딱딱하고 거친 듀럼밀을 갈아서 만든 파스타예요. 단백질 함량이 높은 복합 탄수화물 식품으로 다이어트 요리에 제격이에요.

5 카무트 톡톡 튀는 식감이 특징으로 꼭꼭 씹을수록 고소한 맛이 나요. 밥 요리나 리조또에 밥 대신 사용해도 좋고, 샐러드에 곁들여 먹어도 맛있어요.

6 통곡물빵 식감이 거칠지만 씹을수록 고소하고 깊은 맛이 나요.

7 위트빅스 통밀(wheat)과 비스킷(biscuit)를 합친 말로 통밀을 간단히 먹을 수 있는 시리얼 제품이에요. 바삭하면서 가볍게 풀어지는 식감 덕에 그냥 먹어도 좋고 요리에 곁들여 한 끼 식사처럼 먹어도 맛있어요.

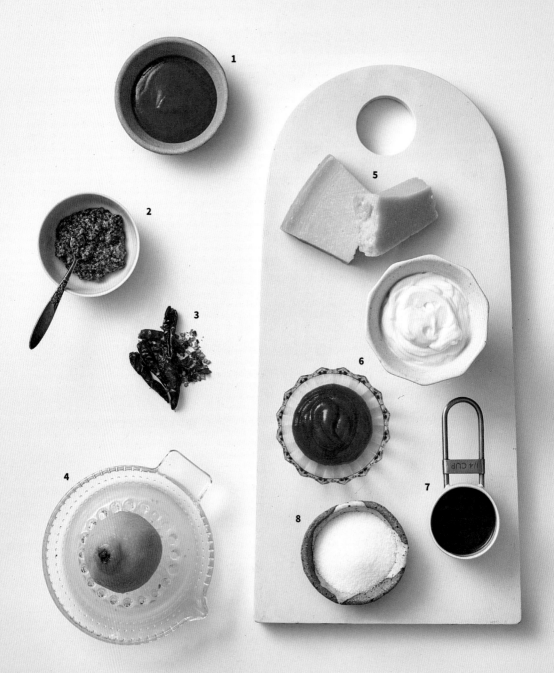

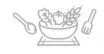

레시피에 자주 사용한
기본 양념

1 **스리라차소스** 일반 핫소스보다 식초 함량이 적어 시큼한 맛이 덜해요. 거의 0kcal에 가까워서 다이어트 요리에 많이 사용해요.

2 **홀그레인 머스터드** 겨자가 씹히는 머스터드 소스예요. 겨자 특유의 톡 쏘는 새콤한 맛이 좋아서 샐러드 드레싱, 샌드위치 스프레드, 고기 요리와 잘 어울려요.

3 **크러시드페퍼** 깔끔하고 알싸한 매운맛이 나는 서양식 건고추예요. 고춧가루와 달리 텁텁한 맛이 없어서 샐러드와 파스타에 잘 어울려요. 기름에 볶으면 맛과 향이 더욱 진해져요.

4 **레몬즙** 샐러드 같이 불조리를 하지 않는 요리에 사용하면 재료의 신선함이 배가 돼요.

5 **그라나파다노 치즈** 단단한 치즈로 향이 강하지 않아 요리에 풍미를 더할 때 사용해요.

6 **하프마요네즈·하프토마토케첩** 기존 제품보다 칼로리를 낮춰서 나온 제품이에요.

7 **발사믹식초** 맛이 밋밋할 수 있는 다이어트 요리에 새콤한 풍미를 더하고 입맛을 돋우기 좋아요.

8 **알룰로스·스테비아** 다이어트 요리에 설탕 대신 사용하는 저칼로리 감미료예요. 칼로리는 낮지만 단맛의 정도는 비슷해요.

단백질 요거볼

⏱ 5~10분 | 🐄 279kcal

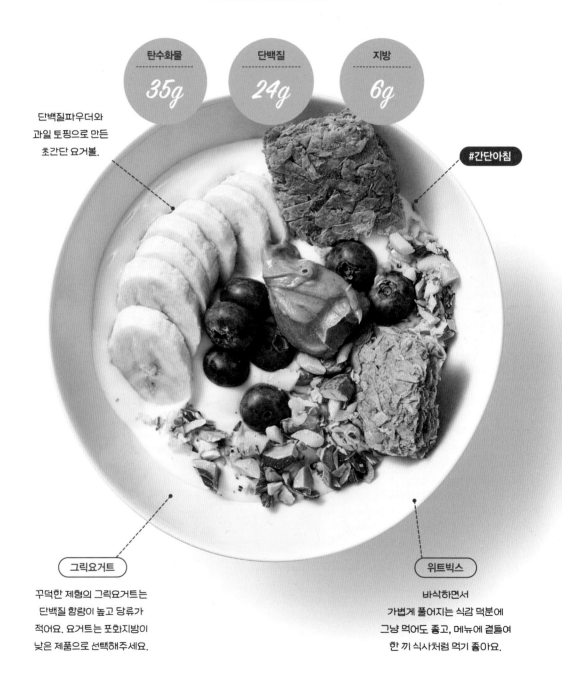

탄수화물
35g

단백질
24g

지방
6g

단백질파우더와
과일 토핑으로 만든
초간단 요거볼.

#간단아침

그릭요거트

꾸덕한 제형의 그릭요거트는
단백질 함량이 높고 당류가
적어요. 요거트는 포화지방이
낮은 제품으로 선택해주세요.

위트빅스

바삭하면서
가볍게 풀어지는 식감 덕분에
그냥 먹어도 좋고, 메뉴에 곁들여
한 끼 식사처럼 먹기 좋아요.

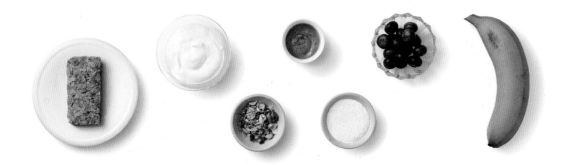

재료

그릭요거트 80g

단백질파우더 1스쿱(15g)

위트빅스 1조각(또는 그래놀라, 오트밀)

과일 80g

다진 견과류 1큰술(10g)

땅콩버터 1/2큰술

과정

1 그릇에 요거트, 단백질파우더를 넣고 덩어리지지 않게
  골고루 섞는다.

2 과일은 한입 크기로 썬다.

3 나머지 재료를 모두 담아 골고루 섞어 먹는다.

TIP

과일 선택하기

과일은 당류 함량이 낮은 바나나, 블루베리, 사과, 딸기, 키위, 자몽, 오렌
지를 선택해주세요.

단호박 에그슬럿 샐러드

⏱ 15~20분 | 🍽 300kcal

탄수화물	단백질	지방
31g	16g	12g

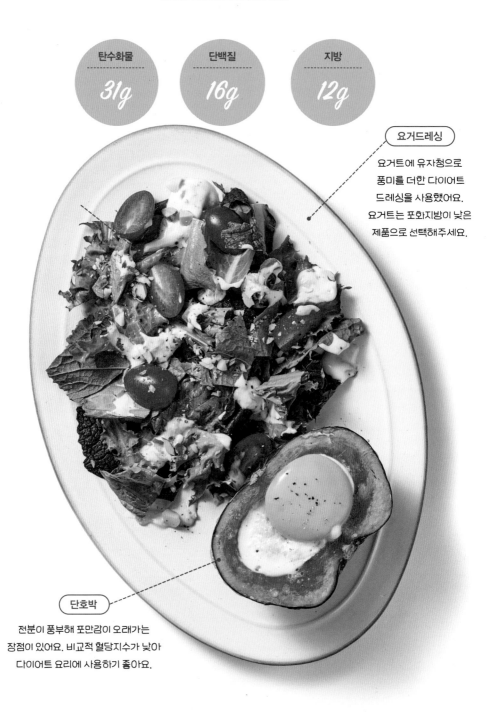

요거드레싱

요거트에 유자청으로
풍미를 더한 다이어트
드레싱을 사용했어요.
요거트는 포화지방이 낮은
제품으로 선택해주세요.

단호박

전분이 풍부해 포만감이 오래가는
장점이 있어요. 비교적 혈당지수가 낮아
다이어트 요리에 사용하기 좋아요.

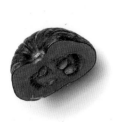
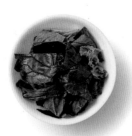
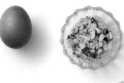

재료

미니 단호박 1/2개(100g)

샐러드 채소 50g

달걀 1개

방울토마토 3개

다진 견과류 1큰술

파마산 치즈가루 1/2큰술

요거드레싱

그릭요거트 3큰술

유자청 1작은술(또는 과일잼, 꿀)

소금 약간

통후추 간 것 약간

과정

1 단호박은 숟가락으로 씨를 제거한다. 내열용기에
단호박을 넣고 뚜껑을 덮어 전자레인지로 3분간 익힌다.

2 단호박 가운데에 달걀을 깨뜨려 넣고 파마산 치즈가루를
뿌린다. 뚜껑을 덮고 전자레인지에서 2~3분간 달걀을 익힌다.

  * 달걀노른자를 포크로 찔러 익히면 터지지 않는다.

3 방울토마토는 먹기 좋은 크기로 썬다.
볼에 요거드레싱 재료를 섞는다.

4 그릇에 모든 재료를 담아 샐러드를 완성한다.

TIP

탄수화물 증량하기

구운 빵이나 크래커를 곁들여 든든하게 먹어도 좋아요.

촉촉 달걀 카무트 샐러드

⏱ 10~15분 | 🥄 371kcal

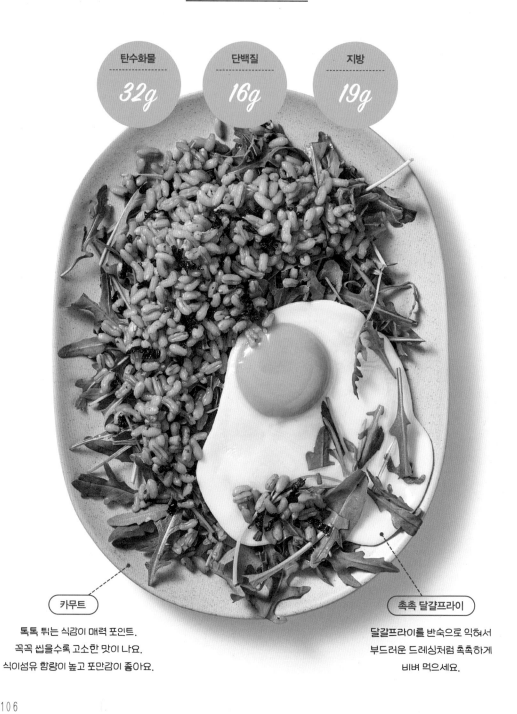

탄수화물
32g

단백질
16g

지방
19g

카무트

톡톡 튀는 식감이 매력 포인트.
꼭꼭 씹을수록 고소한 맛이 나요.
식이섬유 함량이 높고 포만감이 좋아요.

촉촉 달걀프라이

달걀프라이를 반숙으로 익혀서
부드러운 드레싱처럼 촉촉하게
비벼 먹으세요.

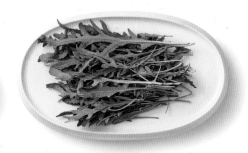 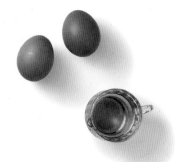

삶은 카무트 80g(또는 삶은 곡물)

루꼴라 30g(또는 어린잎 채소)

달걀 2개

식용유 1작은술

밥 밑간

| 양조간장 1작은술
| 참기름 1작은술
| 통깨 약간
| 조미김 부순 것 약간

샐러드 밑간

| 식초 1작은술
| 올리고당 1작은술
| 소금 약간
| 통후추 간 것 약간

과정

1   삶은 카무트는 밥 밑간 재료와 가볍게 섞는다.

2   루꼴라는 2~3등분한 후 샐러드 밑간 재료와 가볍게 섞는다.

3   달군 팬에 식용유를 두른 후 반숙프라이를 한다.
    취향에 따라 완숙으로 익혀도 좋다.

4   그릇에 모든 재료를 담고 가볍게 섞어 먹는다.

TIP

카무트 삶기

카무트는 물에 씻은 후 1시간 이상 불려주세요. 냄비에 불린 카무트와 물
을 넣고 20분간 삶아서 요리에 사용하면 됩니다.

TIP

탄수화물 증량하기

카무트 양을 늘려 든든하게 먹어도 좋아요. 소금으로 부족한 간을 맞춰
주세요.

캘리포니아 볼

⏱ 15~20분 | 🍽 582kcal

탄수화물
55g

단백질
28g

지방
28g

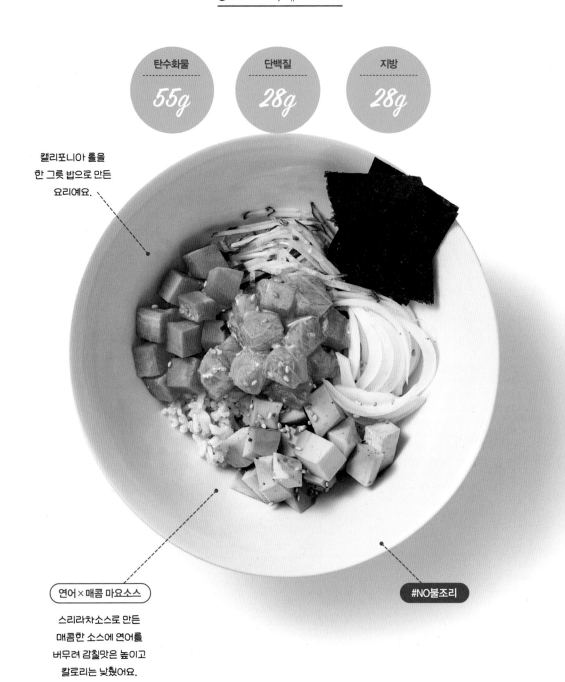

캘리포니아 롤을
한 그릇 밥으로 만든
요리예요.

연어×매콤 마요소스

스리라차소스로 만든
매콤한 소스에 연어를
버무려 감칠맛은 높이고
칼로리는 낮췄어요.

#NO불조리

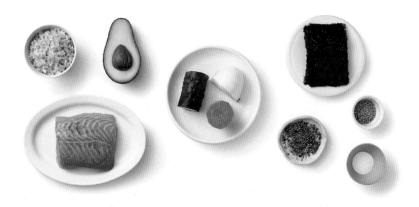

재료

현미밥 1/2공기(100g)

연어회 100g(또는 통조림 참치)

아보카도 1/2개

오이 1/4개(50g)

당근 1/10개(20g)

양파 1/10개(20g)

조미 김 6장

소금 약간

후춧가루 약간

통깨 약간

밥 양념

소금 1/4작은술

식초 1작은술

올리고당 1/2작은술

매콤 마요소스

하프마요네즈 1큰술

스리라차소스 1/2큰술

양조간장 1작은술

올리고당 1작은술

참기름 약간

과정

1   당근, 아보카도, 양파, 오이, 연어회는 먹기 좋은 크기로 썬다.

* 아보카도는 포크로 으깨어도 좋다.

2   아보카도는 소금, 후춧가루로 간을 한다.

3   볼에 연어회, 매콤 마요소스 재료를 넣고 버무린다.

4   그릇에 현미밥, 밥 양념을 넣고 가볍게 섞는다.

5   그릇에 모든 재료를 담고 통깨를 뿌려 완성한다.

TIP

캘리포니아 샐러드로 즐기기

현미밥을 샐러드 채소 50g으로 대체하고, 밥 양념은 생략해주세요.

샐러드 유부초밥

⏱ 15~20분 | 🏋 476kcal

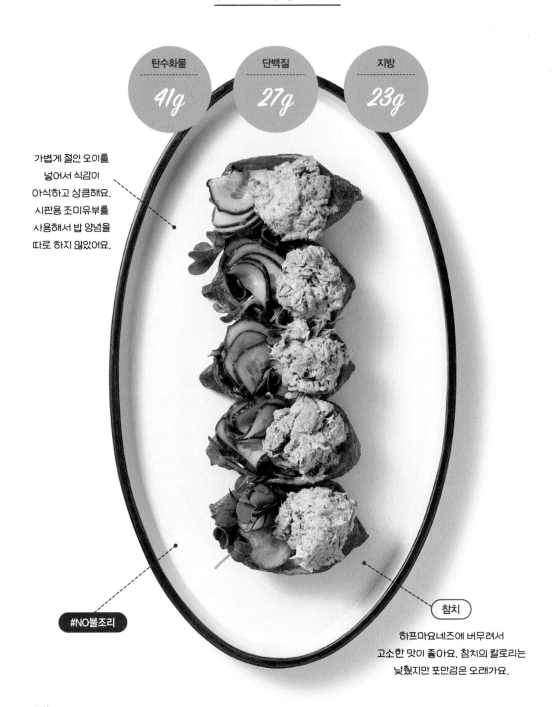

탄수화물	단백질	지방
41g	27g	23g

가볍게 절인 오이를
넣어서 식감이
아삭하고 상큼해요.
시판용 조미유부를
사용해서 밥 양념을
따로 하지 않았어요.

#NO불조리

참치

하프마요네즈에 버무려서
고소한 맛이 좋아요. 참치의 칼로리는
낮췄지만 포만감은 오래가요.

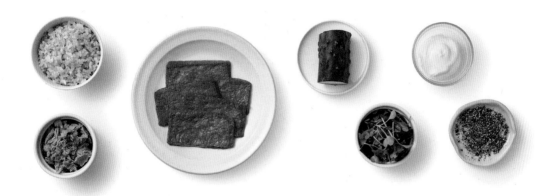

재료

현미밥 1/2공기(100g)

유부 5장

통조림 참치 1캔(85g)

오이 1/4개(50g)

어린잎 채소 1줌(또는 새싹 채소 20g)

하프마요네즈 1큰술

후춧가루 약간

절임

| 소금 1/4작은술
| 식초 1작은술
| 올리고당 1작은술

과정

1 오이는 얇게 썬다. 절임 재료와 섞어 10분간 둔 후 물기를 짠다.

2 통조림 참치는 기름기를 뺀다. 볼에 담고 하프마요네즈,
후춧가루를 넣어 섞는다.

3 유부에 밥, 어린잎 채소, 참치, 오이를 넣어서 완성한다.

탄수화물 증량하기

현미밥을 늘려 든든하게 먹어도 좋아요. 소금으로 간을 맞춰주세요.

참치 대신 사용하세요!

통조림 연어, 닭가슴살, 게맛살, 삶은 달걀로 대체해도 좋아요.

촉촉 달걀 오트밀 수프

⏱ 15~20분 | 🍴 445kcal

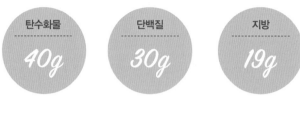

탄수화물	단백질	지방
40g	30g	19g

브로콜리, 참치, 달걀을 넣은
저지방 저칼로리 수프!
건더기가 많은 것이 특징이에요.

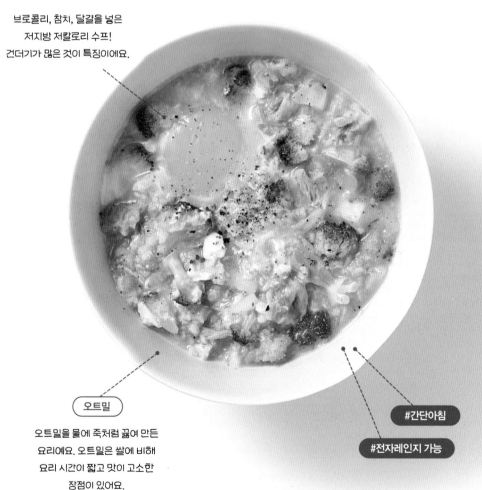

오트밀

오트밀을 물에 죽처럼 끓여 만든
요리예요. 오트밀은 쌀에 비해
요리 시간이 짧고 맛이 고소한
장점이 있어요.

#간단아침

#전자레인지 가능

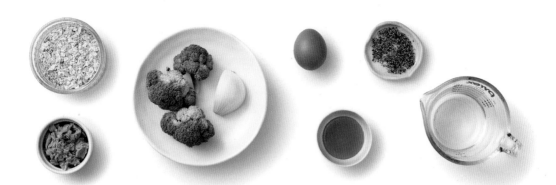

재료

오트밀 40g

브로콜리 1/3송이(100g)

통조림 참치 1캔(85g)

양파 1/4개(50g)

달걀 1개

참기름 1작은술

소금 1/2작은술

후춧가루 약간

물 1과 1/2컵(300ml)

과정

1 브로콜리, 양파는 굵게 다진다. 통조림 참치는 기름기를 뺀다.

2 달군 냄비에 참기름을 두른 후 양파를 넣고 30초간 볶는다.

3 브로콜리, 소금, 후춧가루를 넣고 30초간 더 볶는다.

4 오트밀, 물(300ml)을 넣고 1분간 저어가며 끓인다.

5 끓어오르면 참치, 달걀을 넣고 가볍게 젓는다.
   달걀이 부드럽게 익으면 불을 끈다.

TIP

전자레인지로 요리하기

내열용기에 모든 재료를 넣고 골고루 섞은 후 뚜껑을 덮어 전자레인지에서 2~3분간 익혀주세요. 불조리에 비해 풍미가 약간 떨어질 수 있으나 조리법은 더 간단해요.

닭가슴살 누룽지 수프

⏱ 20~25분 | 🐂 365kcal

탄수화물
46g

단백질
27g

지방
8g

#간단아침

#해장

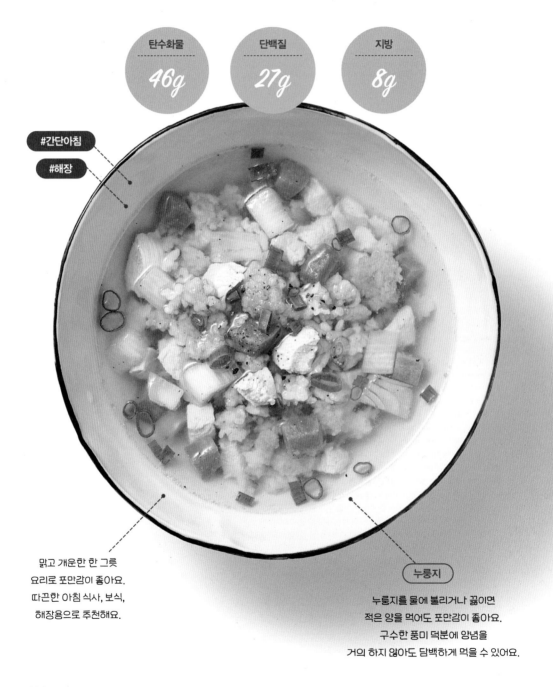

맑고 개운한 한 그릇
요리로 포만감이 좋아요.
따끈한 아침 식사, 보식,
해장용으로 추천해요.

누룽지

누룽지를 물에 불리거나 끓이면
적은 양을 먹어도 포만감이 좋아요.
구수한 풍미 덕분에 양념을
거의 하지 않아도 담백하게 먹을 수 있어요.

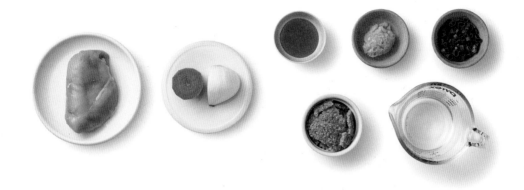

닭가슴살 1쪽(100g)

양파 1/4개(50g)

당근 1/4개(50g)

현미 누룽지 40g

참기름 1/2큰술

다진 마늘 1/2큰술

소금 1/2작은술

후춧가루 약간

송송 썬 쪽파 1큰술(생략 가능)

물 3컵(600ml)

과정

1 냄비에 물(600ml), 닭가슴살을 넣고 10분간 삶은 후 건져둔다.
   닭가슴살 삶은 국물은 그대로 둔다.

2 양파, 당근, 닭가슴살은 굵게 다진다.

3 달군 냄비에 참기름을 두른 후 양파, 당근, 다진 마늘을 넣고
   2분간 볶는다.

4 ①의 국물, 닭가슴살을 넣고 끓어오르면 누룽지를 넣어
   3~5분간 더 끓인다. 소금, 후춧가루, 쪽파를 넣고 완성한다.

TIP

누룽지 대신 밥이나 오트밀 사용하기

동량(40g)의 밥이나 오트밀로 대체해도 좋아요. 밥이나 오트밀을 사용할
경우 퍼짐의 정도가 다르니 조리 시간과 물 양을 기호에 맞게 조절하세요.

두부 달걀밥

⏱ 10~15분 | 🍽 432kcal

탄수화물
40g

단백질
29g

지방
17g

모든 재료를 그릇에
한 번에 담고
전자레인지로 익히는
초간단 요리!

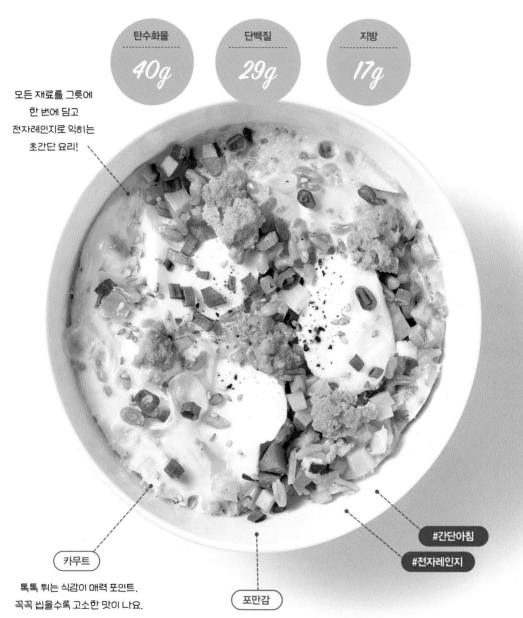

카무트

톡톡 튀는 식감이 매력 포인트.
꼭꼭 씹을수록 고소한 맛이 나요.

포만감

달걀과 두부는 부드러운 식감과 포만감을
높이는 역할을 합니다.

#간단아침

#전자레인지

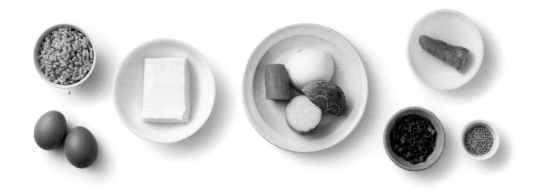

재료

삶은 카무트 60g(또는 현미밥)

달걀 2개

생식 두부 1팩(또는 연두부, 140g)

자투리 채소 100g(양파, 당근, 버섯 등)

저염 명란 1/2개(30g)

맛술 1작은술

소금 약간

후춧가루 약간

송송 썬 쪽파 1큰술(또는 대파)

통깨 약간

과정

1 자투리 채소는 굵게 다진다.

2 명란은 칼로 길게 반을 가른 후 알만 발라낸다.

  *명란은 기호에 따라 가감한다.

3 내열용기에 모든 재료를 넣고 골고루 섞는다.
   뚜껑을 덮고 전자레인지에서 4~5분간 익힌다.

TIP

카무트 삶기

카무트는 물에 씻은 후 1시간 이상 불려주세요. 냄비에 불린 카무트와 물
을 넣고 20분간 삶아서 요리에 사용하면 됩니다.

TIP

탄수화물 증량하기

카무트 양을 20g 늘려 든든하게 먹어도 좋아요. 소금으로 부족한 간을
맞춰주세요.

달걀쌈장 오트밀밥

⏱ 10~15분 | 🍶 387kcal

탄수화물	단백질	지방
48g	20g	13g

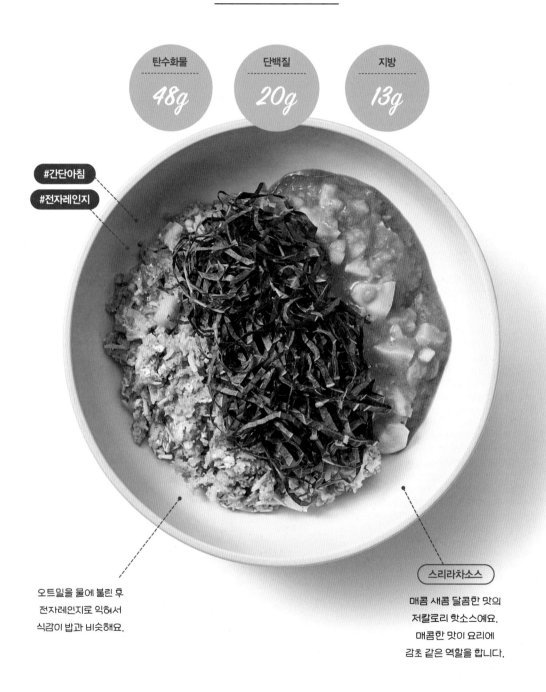

#간단아침

#전자레인지

오트밀을 물에 불린 후
전자레인지로 익혀서
식감이 밥과 비슷해요.

스리라차소스

매콤 새콤 달콤한 맛의
저칼로리 핫소스예요.
매콤한 맛이 요리에
강초 같은 역할을 합니다.

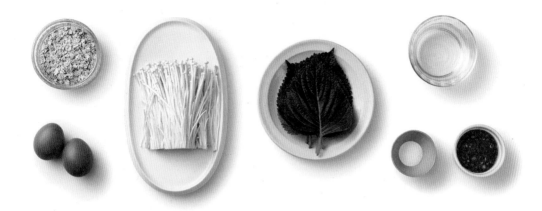

재료

오트밀 40g

삶은 달걀 2개

팽이버섯 1줌(또는 다른 버섯, 50g)

깻잎 10장(또는 어린잎 채소, 20g)

소금 약간

물 5큰술(기호에 따라 가감)

양념

다진 양파 2큰술

스리라차소스 2큰술

올리고당 2/3큰술

과정

1 볼에 삶은 달걀을 넣고 포크로 으깬 후 양념 재료와 섞는다.

2 깻잎은 채 썬다. 팽이버섯은 1cm 길이로 썬다.

3 내열용기에 오트밀, 팽이버섯, 물(5큰술), 소금을 넣어 골고루 섞는다. 뚜껑을 덮고 전자레인지에서 2분간 익힌 후 진밥의 농도가 되면 가볍게 섞는다.

4 ①의 달걀쌈장과 깻잎을 올려 완성한다.

탄수화물 증량하기

오트밀을 늘려 든든하게 먹어도 좋아요. 이때 물의 양을 늘려 농도를 맞춰 주세요.

오트밀이 없다면?

현미밥으로 대체해도 좋아요. 과정 ③에서 물(5큰술)을 제외하고 동일하게 요리해주세요.

불고기 샐러드밥

⏱ 15~20분 | 🐄 498kcal

탄수화물
56g

단백질
30g

지방
17g

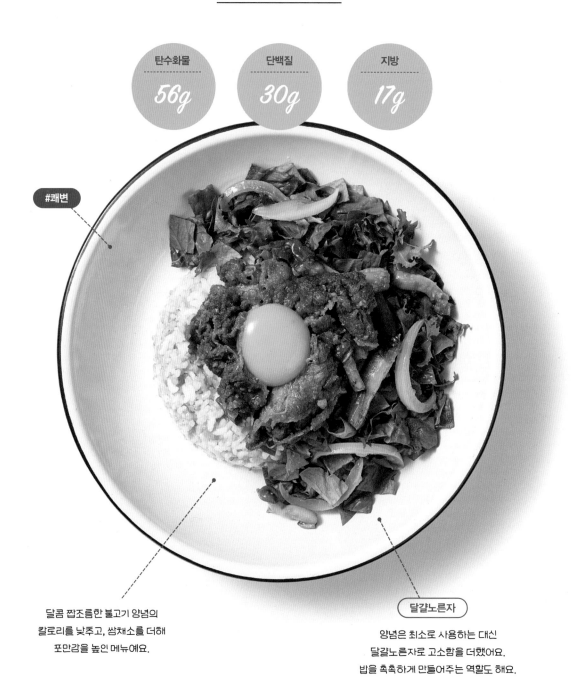

#쾌변

달콤 짭조름한 불고기 양념의
칼로리를 낮추고, 쌈채소를 더해
포만감을 높인 메뉴예요.

달걀노른자

양념은 최소로 사용하는 대신
달걀노른자로 고소함을 더했어요.
밥을 촉촉하게 만들어주는 역할도 해요.

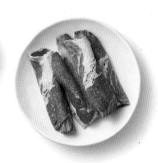
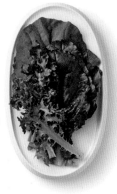
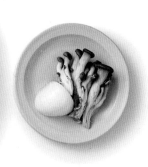

현미밥 1/2공기(100g)

쇠고기 샤부샤부용 100g

쌈채소 50g(깻잎, 쌈케일, 상추 등)

느타리버섯 1줌(또는 다른 버섯, 50g)

양파 1/4개(50g)

달걀노른자 1개

양념

| 다진 마늘 1큰술

| 맛술 1큰술

| 양조간장 1큰술

| 올리고당 1작은술

| 참기름 1작은술

| 후춧가루 약간

1 양파, 쌈채소는 채 썬다. 느타리버섯은 가닥가닥 뜯는다.
쇠고기는 한입 크기로 썬다.

2 볼에 쇠고기, 양념 재료를 넣고 버무린다. 양파, 버섯을 넣어
가볍게 섞은 후 5분간 재운다.

3 달군 팬에 양념한 쇠고기를 넣고 3분간 볶는다.

4 그릇에 현미밥, 쇠고기를 담고 쌈채소, 달걀노른자를 올려
완성한다. * 달걀프라이를 해서 먹어도 좋다.

돼지고기 시래기밥

⏱ 15~20분 | 🍽 428kcal

탄수화물	단백질	지방
51g	29g	12g

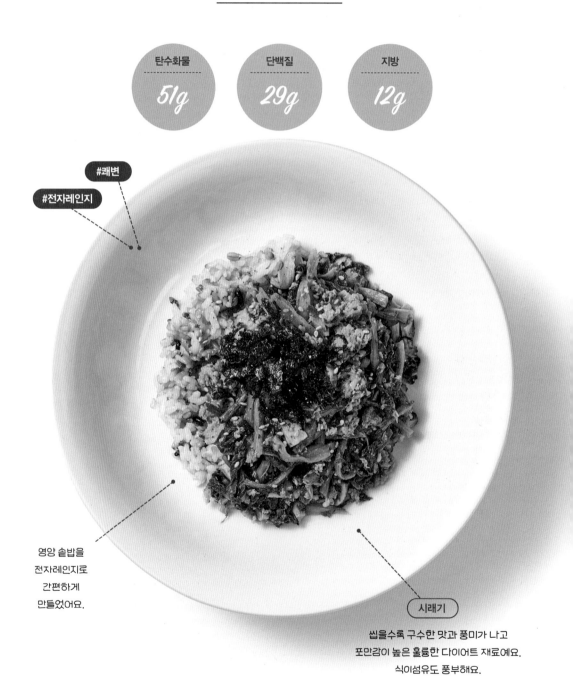

#쾌변

#전자레인지

영양 솥밥을
전자레인지로
간편하게
만들었어요.

시래기

씹을수록 구수한 맛과 풍미가 나고
포만감이 높은 훌륭한 다이어트 재료예요.
식이섬유도 풍부해요.

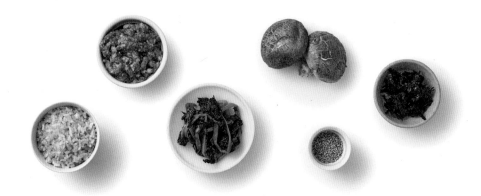

현미밥 1/2공기(100g)
삶은 시래기 100g(또는 데친 얼갈이)
다진 돼지고기 100g(또는 닭가슴살)
표고버섯 2개(또는 다른 버섯, 50g)
조미김 부순 것 약간
통깨 약간

양념

다진 양파 2큰술
다진 파 1큰술
다진 마늘 1큰술
맛술 1큰술
국간장 1큰술(또는 양조간장)
고춧가루 1작은술
들기름 1작은술(또는 참기름)
후춧가루 약간

과정

1 시래기, 표고버섯은 잘게 썬다.

2 볼에 양념 재료, 돼지고기, 시래기, 표고버섯을 넣고 버무려
   5분간 재운다.

3 내열용기에 현미밥, ②를 넣고 뚜껑을 덮어 전자레인지에서
   3~4분간 익힌다.

4 그릇에 담고 통깨, 조미김 부순 것을 뿌려 완성한다.

TIP

팬으로 요리하기

과정 ②까지 마친 후 달군 팬에 ②를 넣고 4~5분간 볶아주세요.

시금치 새우 데리야키밥

⏱ 15~20분 | 🍶 383kcal

탄수화물	단백질	지방
44g	28g	10g

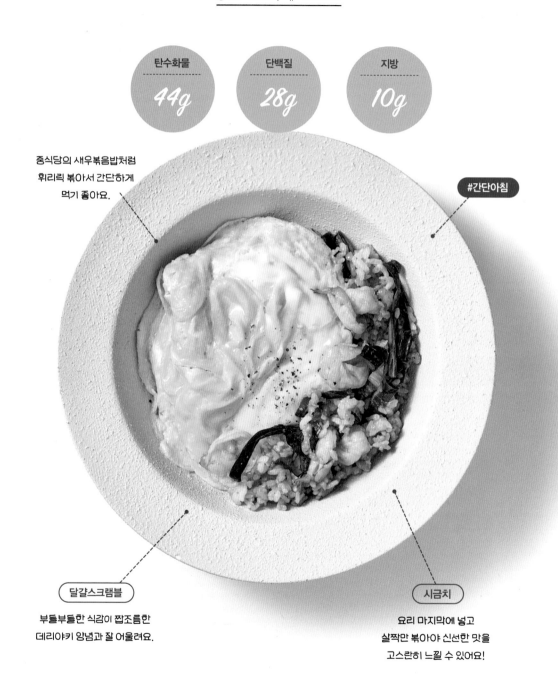

중식당의 새우볶음밥처럼
휘리릭 볶아서 간단하게
먹기 좋아요.

#간단아침

달걀스크램블

부들부들한 식감이 짭조름한
데리야키 양념과 잘 어울려요.

시금치

요리 마지막에 넣고
살짝만 볶아야 신선한 맛을
고스란히 느낄 수 있어요!

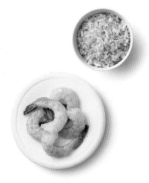
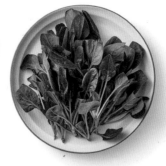
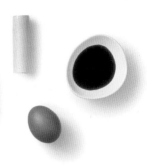

현미밥 1/2공기(100g)

냉동 생새우살 5마리(큰 사이즈, 75g)

시금치 1줌(50g)

달걀 1개

대파 10cm

식용유 1작은술 + 약간

데리야키 양념

맛술 1큰술

양조간장 1큰술

다진마늘 1작은술

후춧가루 약간

1 냉동 생새우살은 해동한 후 반으로 저민다.
   시금치는 채 썰고, 대파는 송송 썬다.

2 볼에 데리야키 양념 재료를 섞는다.

3 달군 팬에 식용유(약간)를 두른 후 달걀스크램블을 만들어
   그릇에 덜어둔다.

4 팬을 닦고 다시 달궈 식용유(1작은술)를 두른 후 대파를 넣고
   1분, 새우를 넣고 1분 더 볶는다.

5 현미밥, 데리야키 양념을 넣고 1분간 볶는다.
   불을 끄고 시금치를 넣어 가볍게 섞는다.

6 그릇에 담고 달걀스크램블을 올려 완성한다.

TIP

탄수화물 증량하기

현미밥을 늘려 든든하게 먹어도 좋아요. 이때 데리야키 양념의 맛술과 양
조간장도 각각 1작은술씩 늘려주세요.

스테이크 덮밥

⏱ 20~25분 | 🐄 486kcal

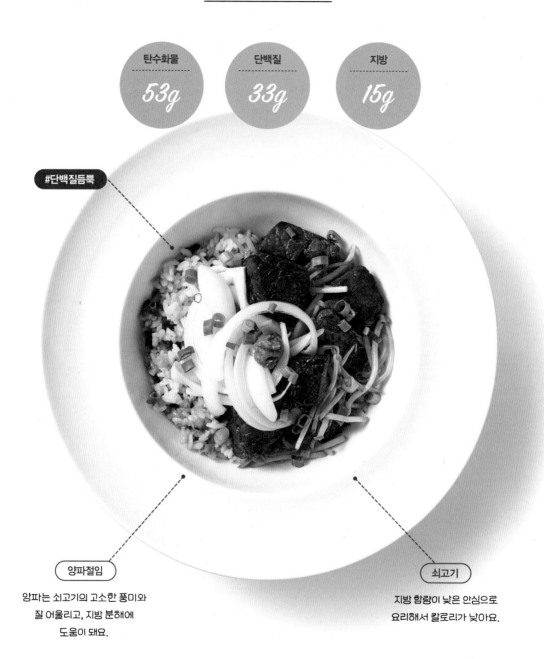

탄수화물
53g

단백질
33g

지방
15g

#단백질듬뿍

양파절임
양파는 쇠고기의 고소한 풍미와
잘 어울리고, 지방 분해에
도움이 돼요.

쇠고기
지방 함량이 낮은 안심으로
요리해서 칼로리가 낮아요.

126

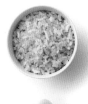

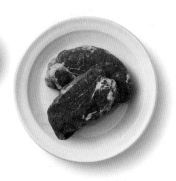
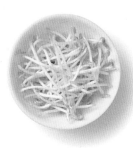

재료

현미밥 1/2공기(100g)

쇠고기 안심 120g

양파 1/4개(50g)

숙주 1줌 (또는 양배추, 50g)

올리브유 1작은술

소금 약간

후춧가루 약간

연와사비 1/2작은술(생략 가능)

송송 썬 쪽파 1큰술(생략 가능)

양파절임

| 식초 1작은술
| 올리고당 1작은술

양념

| 맛술 1큰술
| 양조간장 1큰술
| 굴소스 1/2큰술
| 물 2큰술

과정

1   양파는 채 썬 후 찬물에 담가 매운맛을 뺀다. 물기를 제거 한 후 양파절임 재료와 섞는다.

2   쇠고기는 한입 크기로 썬 후 소금, 후춧가루를 뿌려 둔다.

3   작은 볼에 양념 재료를 섞는다.

4   달군 팬에 올리브유를 두른 후 쇠고기를 넣고 센 불에서 앞뒤로 각각 1분씩 굽는다. 숙주를 넣고 30초, 양념을 넣고 30초간 재빠르게 볶는다.

5   그릇에 모든 재료를 담은 후 쪽파와 연와사비를 올려 완성한다.

TIP

맛 더하기

마늘칩이나 양파칩을 곁들이면 바삭한 식감을 더할 수 있어요.

버섯 두유 리조또

⏱ 20~25분 | 🍖 476kcal

탄수화물	단백질	지방
48g	37g	17g

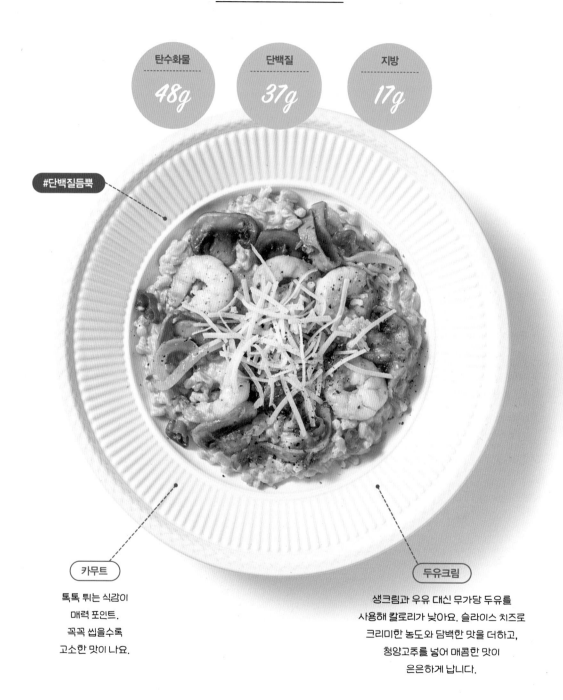

#단백질듬뿍

카무트

톡톡 튀는 식감이
매력 포인트.
꼭꼭 씹을수록
고소한 맛이 나요.

두유크림

생크림과 우유 대신 무가당 두유를
사용해 칼로리가 낮아요. 슬라이스 치즈로
크리미한 농도와 담백한 맛을 더하고,
청양고추를 넣어 매콤한 맛이
은은하게 납니다.

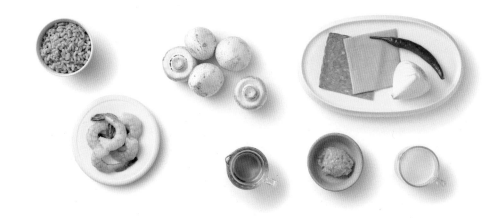

삶은 카무트 60g(또는 현미밥)

양송이버섯 5개(또는 다른 버섯, 100g)

냉동 생새우살 5마리(킹사이즈, 75g)

양파 1/4개(50g)

청양고추 1개(또는 크러시드페퍼)

슬라이스 햄 1장(또는 베이컨, 20g)

슬라이스 치즈 1장

올리브유 1작은술

다진 마늘 1큰술

무가당 두유 3/4컵(150ml)

그라나파다노 치즈 간 것 1작은술

소금 1/4작은술

통후추 간 것 약간

과정

1 냉동 생새우살은 해동한다.
   양송이버섯, 양파, 슬라이스 햄은 가늘게 썬다.
   청양고추는 송송 썬다.

2 달군 팬에 올리브유를 두른 후 다진 마늘, 양파를 넣고
   1분간 볶는다. 새우를 넣고 1분 더 볶는다.

3 양송이버섯, 슬라이스 햄, 청양고추를 넣고 1분간 더 볶는다.

4 삶은 카무트, 두유, 소금을 넣고 끓어오르면 약한 불로 줄여
   슬라이스 치즈를 넣고 2분간 저어가며 끓인다.

5 그릇에 담고 그라나파다노 치즈 간 것, 통후추 간 것을 뿌려
   완성한다.

 TIP

탄수화물 증량하기

카무트 양을 늘려 든든하게 먹어도 좋아요. 소금으로 부족한 간을 맞춰
주세요.

TIP

파스타로 즐기기

카무트 대신 통밀 파스타 50g을 넣어주세요.

닭고기 달걀 덮밥

⏱ 15~20분 | 🍳 480kcal

탄수화물
55g

단백질
36g

지방
12g

닭고기와 달걀을
간장 양념에 끓인 짭조름한
맛의 덮밥 요리예요.

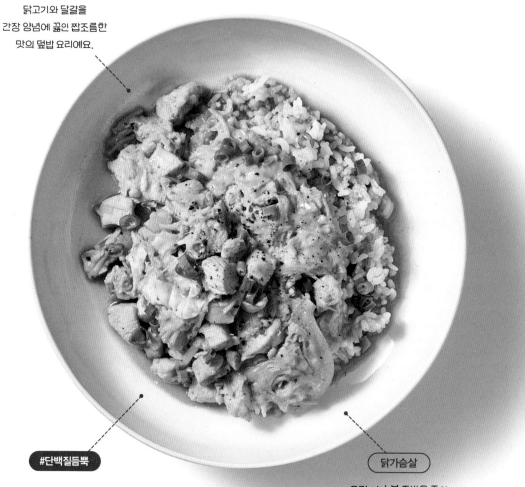

#단백질듬뿍

닭가슴살

요리 시 수분 증발을 줄여
퍽퍽함이 덜해요.
오히려 촉촉하다고 느낄 수 있어요.

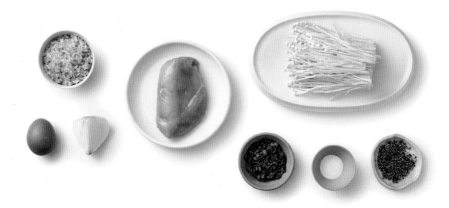

재료

현미밥 1/2공기(100g)

닭가슴살 1쪽(100g)

양파 1/4개(50g)

팽이버섯 1줌(또는 다른 버섯, 50g)

달걀 1개

송송 썬 쪽파 1큰술(5g)

식용유 1작은술

소금 약간

후춧가루 약간

양념

맛술 1큰술

양조간장 1큰술

올리고당 1/2큰술

후춧가루 약간

물 1/4컵(50ml)

과정

1 양파, 팽이버섯, 닭가슴살은 먹기 좋은 크기로 썬다.

2 볼에 달걀을 푼다. 다른 볼에 양념 재료를 섞는다.

3 달군 팬에 식용유를 두른 후 양파를 넣어 30초간 볶는다.
  닭가슴살, 소금, 후춧가루를 넣고 1분간 더 볶는다.

4 양념을 넣고 끓어오르면 2분간 끓인다. 달걀물을 둘러 붓고
  약한 불에서 1분간 끓인다.

5 그릇에 현미밥, ④를 담고 쪽파를 올려 완성한다.

TIP

촉촉한 덮밥 만들기

지름이 작은 프라이팬을 사용하세요. 1인분 요리는 양이 적어서 큰 프라
이팬을 사용하면 수분 증발량이 많고 국물 양이 줄어들어요.

두부면 잔치국수

⏱ 10~15분 (+ 육수 만들기 15분) | 🍜 317kcal

탄수화물	단백질	지방
15g	28g	17g

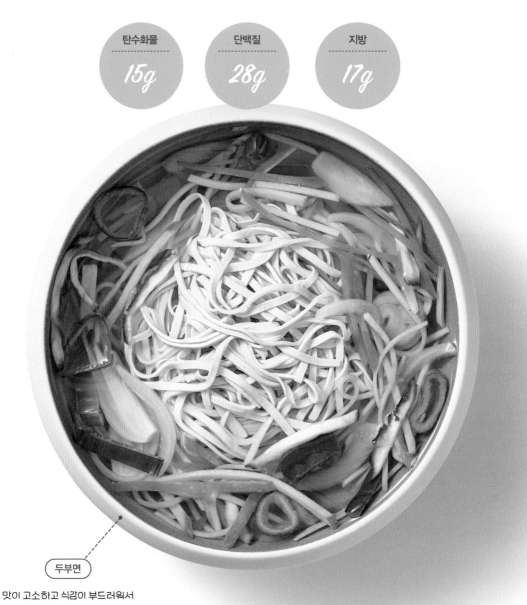

두부면

맛이 고소하고 식감이 부드러워서
다이어트 요리에 자주 사용해요.
따로 삶지 않아도 돼서
요리도 간편해요.

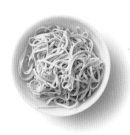 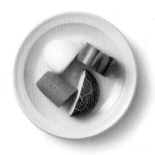 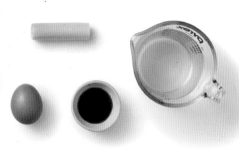

재료

두부면 1팩(100g)

자투리 채소 100g(호박, 버섯, 당근 등)

달걀 1개

대파 10cm

식용유 1작은술

멸치국물 2와 1/2컵(500ml)

국간장 1큰술

소금 약간

후춧가루 약간

과정

1 자투리 채소는 채 썬다. 대파는 송송 썬다. 볼에 달걀을 푼다.

2 달군 팬에 식용유를 두른 후 달걀물을 부어 지단을 부친다.
  한 김 식힌 후 가늘게 썬다.

3 냄비에 멸치국물을 끓인다. 국물이 끓어오르면 자투리 채소를
  넣고 1분간 끓인다. * 멸치국물은 시판 육수 티백을 사용해도 좋다.

4 달걀지단을 제외한 모든 재료를 넣고 1분간 끓인다.

5 그릇에 담고 달걀지단을 올려 완성한다.

TIP

두부면이 없다면?

소면, 메밀면, 쌀국수 50g을 사용해도 좋아요. 면은 각 포장지에 적힌 시
간만큼 삶아서 사용하세요.

TIP

멸치국물 만들기

냄비에 멸치 10마리, 다시마 5x5cm 2장, 물 3컵(600ml)을 넣고 센 불에서
끓어오르면 중약 불로 줄여 5분간 끓여주세요. 다시마를 건져 5분간 더
끓인 후 국물만 체에 걸러서 사용하세요.

골뱅이 콩나물 비빔면

⏱ 20~25분 | 🐂 413kcal

탄수화물
37g

단백질
27g

지방
20g

#쾌변

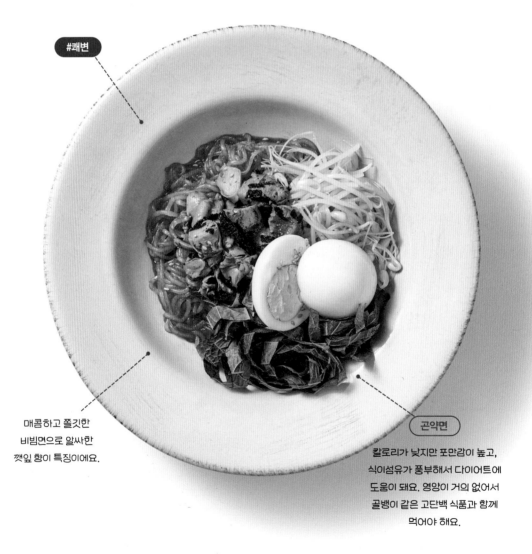

매콤하고 쫄깃한
비빔면으로 알싸한
깻잎 향이 특징이에요.

곤약면

칼로리가 낮지만 포만감이 높고,
식이섬유가 풍부해서 다이어트에
도움이 돼요. 영양이 거의 없어서
골뱅이 같은 고단백 식품과 함께
먹어야 해요.

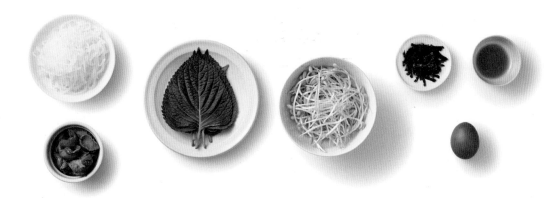

재료

곤약면 1봉(200g)
골뱅이 통조림 100g(또는 닭가슴살)
깻잎 10장(20g)
콩나물 2줌(100g)
삶은 달걀 1개
조미김 부순 것 1큰술
참기름 1작은술

양념

맛술 1큰술
식초 1/2큰술
올리고당 1큰술
고추장 1큰술
참기름 1/2큰술
다진 마늘 1작은술
양조간장 1작은술
통깨 약간

과정

1 큰 볼에 양념 재료를 섞은 후 냉장실에 넣어 먹기 직전까지
숙성시킨다.

2 냄비에 콩나물 삶을 물을 끓인다. 물이 끓어오르면 콩나물,
소금을 넣고 뚜껑을 덮어 4분간 삶은 후 체에 건져둔다.

3 냄비에 물, 곤약면, 식초(약간)를 넣고 1분간 데친 후 건져둔다.

4 깻잎, 골뱅이는 먹기 좋은 크기로 썬다.
볼에 골뱅이, 조미김 부순 것, 참기름을 넣어 가볍게 버무린다.

5 ①의 양념에 곤약면을 넣고 골고루 버무린다.
그릇에 모든 재료를 담아 완성한다.

 TIP

곤약면이 없다면?

소면, 메밀면, 쌀국수 50g을 사용해도 좋아요. 면은 각 포장지에 적힌 시
간만큼 삶아서 사용하세요.

얌운센

⏱ 15~20분(+버미셀리 불리기 30분) | 🍽 364kcal

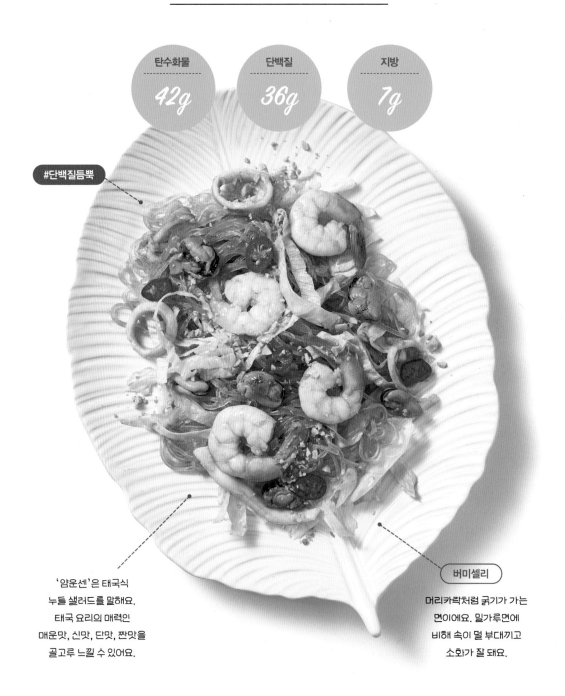

탄수화물	단백질	지방
42g	36g	7g

#단백질듬뿍

'얌운센'은 태국식
누들 샐러드를 말해요.
태국 요리의 매력인
매운맛, 신맛, 단맛, 짠맛을
골고루 느낄 수 있어요.

버미셀리

머리카락처럼 굵기가 가는
면이에요. 밀가루면에
비해 속이 덜 부대끼고
소화가 잘 돼요.

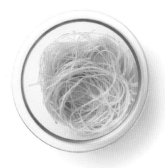 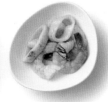 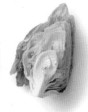 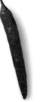

재료

버미셀리 1줌(50g)

해산물 150g(새우, 오징어, 문어 등)

양상추 50g

홍고추 1개(또는 청양고추)

다진 땅콩 1큰술(또는 다른 견과류)

드레싱

라임즙 1큰술(또는 레몬즙)

스리라차소스 2큰술

올리고당 2큰술

피쉬소스 1/2큰술

(또는 까나리액젓 1작은술)

과정

1   버미셀리는 잠길 만큼의 찬물에 담가 30분간 불린다.
    큰 볼에 드레싱 재료를 섞는다.

2   양상추는 채 썰고, 홍고추는 송송 썬다.
    해산물은 한입 크기로 썬다.

3   냄비에 해산물 데칠 물 2컵을 끓인다. 물이 끓어오르면 해산물을
    넣어 1분간 데친 후 건져둔다.

4   냄비를 닦고 버미셀리 삶을 물을 끓인다. 버미셀리를 넣어
    센 불에서 30초간 삶은 후 찬물에 헹군다.

5   ①의 드레싱 볼에 모든 재료를 넣어 골고루 섞어 완성한다.

TIP

탄수화물 증량하기

버미셀리를 늘려 든든하게 먹어도 좋아요. 스리라차소스로 부족한 간을
맞춰주세요.

TIP

버미셀리가 없다면?

쌀국수면이나 곤약면으로 대체 가능!

나폴리탄 파스타

⏱ 20~25분 | 🍽 498kcal

탄수화물
55g

단백질
30g

지방
19g

2차 세계대전 당시,
미국으로 이주한 나폴리
사람들이 토마토소스를
구하기 힘들어 케첩으로
만든 파스타예요.

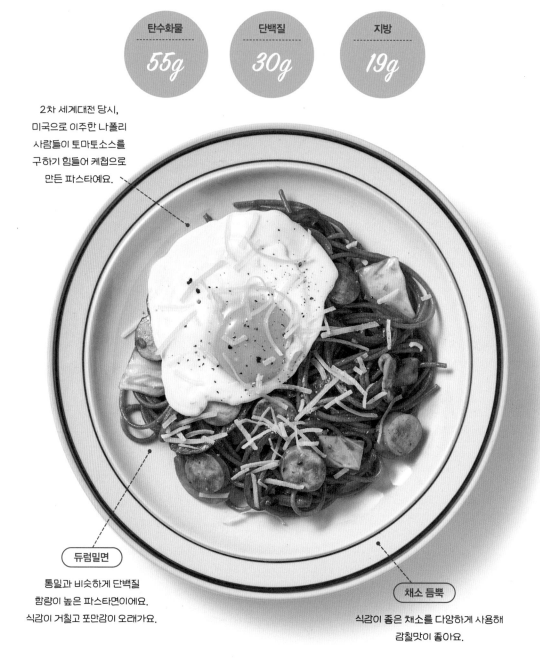

듀럼밀면

통밀과 비슷하게 단백질
함량이 높은 파스타면이에요.
식감이 거칠고 포만감이 오래가요.

채소 듬뿍

식감이 좋은 채소를 다양하게 사용해
감칠맛이 좋아요.

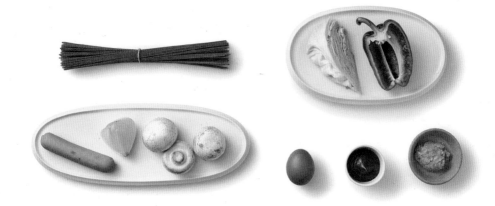

통밀 파스타 50g

닭가슴살 소시지 1개(50g)

양파 1/4개(50g)

피망 1/2개(50g)

양송이버섯 3개(50g)

양배추 50g

달걀 1개

올리브유 1/2큰술 + 약간

다진 마늘 1큰술

하프토마토케첩 3큰술

굴소스 1작은술

소금 약간

통후추 간 것 약간

파마산 치즈가루 1작은술(생략 가능)

* 양파, 피망, 양송이버섯, 양배추는
  서로 동량 대체 가능.

과정

1 파스타 삶을 물 5컵에 소금 1작은술을 넣고 끓인다.
   물이 끓어오르면 파스타를 넣고 포장지에 적힌 시간보다
   1분 짧게 끓인 후 건져둔다. * 파스타 삶은 물 1/4컵은 따로 덜어둔다.

2 닭가슴살 소시지, 양송이버섯, 양파, 피망, 양배추는 먹기 좋은
   크기로 썬다.

3 달군 팬에 올리브유(약간)를 두른 후 반숙프라이를 한다.

4 팬을 닦고 다시 달궈 올리브유(1/2큰술)를 두른 후 다진 마늘,
   양파를 넣고 중간 불에서 1분간 볶는다.

5 닭가슴살 소시지, 피망, 양송이버섯, 양배추를 넣고 2분간
   더 볶은 후 소금, 통후추 간 것을 넣는다.

6 파스타, 파스타 삶은 물, 하프토마토케첩, 굴소스를 넣고 1분간
   볶는다. 그릇에 모두 담은 후 달걀프라이, 파마산 치즈가루를
   뿌려 완성한다.

TIP

탄수화물 증량하기

파스타를 늘려 든든하게 먹어도 좋아요. 소금으로 부족한 간을 맞춰주세
요. 혹은 곡물빵 1조각을 곁들여도 좋아요.

루콜라 토마토 오일파스타

⏱ 20~25분 | 🍴 428kcal

탄수화물	단백질	지방
54g	32g	11g

#단백질듬뿍

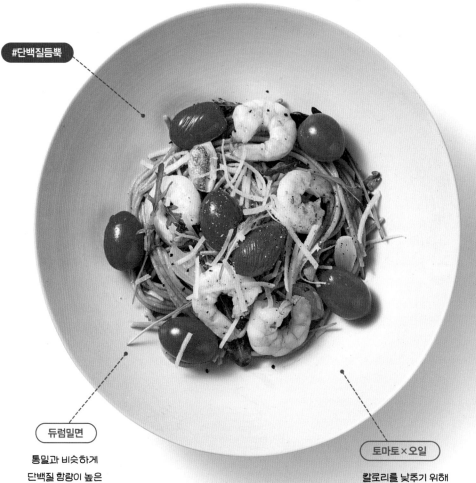

듀럼밀면

통밀과 비슷하게
단백질 함량이 높은
파스타면이에요. 식감이 거칠고
포만감이 오래가요.

토마토×오일

칼로리를 낮추기 위해
오일은 풍미를 내는 정도로만
사용했어요. 오일 사용을 줄였지만
토마토를 볶아서 면이 촉촉해요.

140

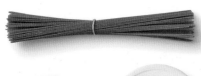

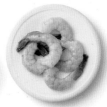
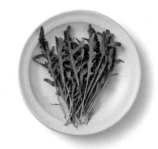
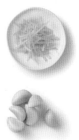

재료

통밀 파스타 60g

방울토마토 10개(150g)

냉동 생새우살 5마리(큰 사이즈, 75g)

루콜라 20g(또는 시금치, 쌈케일)

마늘 6쪽(30g)

그라나파다노 치즈 간 것 1큰술

올리브유 1/2큰술

소금 1/2작은술

통후추 간 것 약간

밑간

청주 1작은술

소금 약간

통후추 간 것 약간

과정

1 파스타 삶을 물 5컵에 소금 1작은술을 넣고 끓인다.
   물이 끓어오르면 파스타를 넣고 포장지에 적힌 시간보다
   1분 짧게 끓인 후 건져둔다. *파스타 삶은 물 1/4컵은 따로 덜어둔다.

2 냉동 생새우살은 해동한 후 밑간에 버무린다. 마늘은 편 썰고,
   방울토마토와 루콜라는 먹기 좋은 크기로 썬다.

3 달군 팬에 올리브유를 두른 후 마늘을 넣고 약한 불에서
   2분간 볶는다.

4 새우를 넣고 중간 불에서 2분, 토마토를 넣고 1분간 더 볶는다.

5 파스타, ①의 파스타 삶은 물, 소금을 넣고 1분간 볶은 후 그릇에
   담는다. 루콜라, 통후추 간 것, 그라나파다노 치즈 간 것을 올려
   완성한다.

 TIP

풍미 업그레이드

파스타를 먹기 직전에 레몬이나 레몬즙을 살짝 뿌려주세요. 새우, 루콜라
와 페어링이 좋아요.

에그인헬 파스타

⏱ 20~25분 | 🐄 411kcal

(탄수화물)
47g

(단백질)
21g

(지방)
17g

부글부글 뭉근하게
끓인 토마토소스에
숏파스타가 퐁당!
떠먹는 수프 파스타예요.

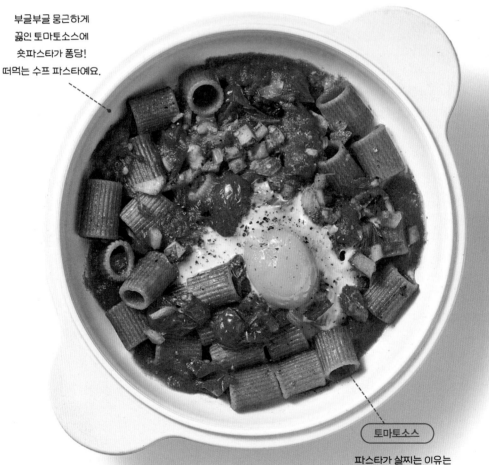

(토마토소스)

파스타가 살찌는 이유는
꾸덕한 소스와 오일을 지나치게
사용했기 때문이에요. 저칼로리
토마토소스를 만들어 칼로리를 낮추고,
크러시드페퍼로 매콤함을 더했어요.

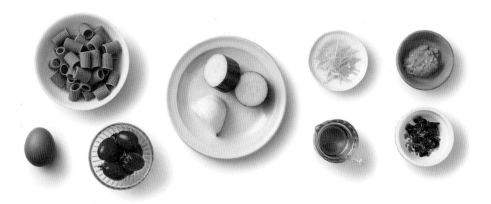

재료

통밀 파스타 40g

토마토 300g(방울토마토 큰 것 8개)

달걀 1개

양파 1/4개(50g)

애호박 1/4개(50g)

슈레드 피자치즈 20g

올리브유 1/2큰술

다진 마늘 1큰술

크러시드페퍼 1/2작은술(생략 가능)

소금 1/2작은술

통후추 간 것 약간

파슬리가루 약간(생략 가능)

* 양파, 애호박은 서로 동량 대체 가능.

과정

1 파스타 삶을 물 5컵에 소금 1작은술을 넣고 끓인다. 물이 끓으면 파스타를 넣고 포장지에 적힌 시간만큼 끓여 건져둔다.

2 토마토는 숭덩숭덩 썬다. 양파, 애호박은 굵게 다진다.

3 달군 팬에 올리브유를 두른 후 약한 불에서 다진 마늘, 양파, 애호박, 크러시드페퍼를 넣고 1분간 볶는다.

4 토마토, 소금을 넣고 토마토를 으깨며 중간 불에서 2분간 볶는다.

5 소스가 끓어오르면 달걀, 파스타를 넣고 뚜껑을 덮어 약한 불에서 1분간 익힌다. 통후추 간 것, 파슬리가루를 뿌려 완성한다.

TIP

파스타 대신 다른 탄수화물 사용하기

구운 통밀빵 혹은 비스킷(미주라 토스트, 핀크리스프)를 곁들여 먹어도 좋아요.

TIP

소스가 뻑뻑해요!

수분 함량이 적은 토마토를 사용하면 소스가 뻑뻑할 수 있어요. 토마토를 볶는 과정 ④에서 물 1/4컵을 추가해주세요.

당근라페 또띠아랩

⏱ 20~25분 | 🍴 371kcal

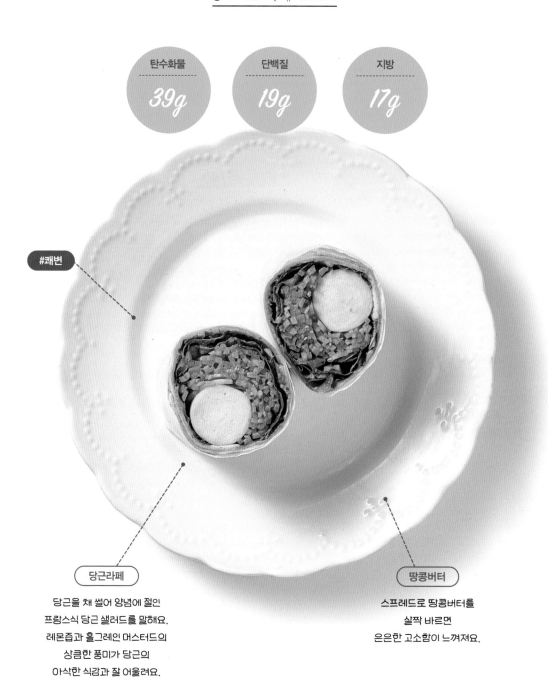

탄수화물
39g

단백질
19g

지방
17g

#쾌변

당근라페

당근을 채 썰어 양념에 절인
프랑스식 당근 샐러드를 말해요.
레몬즙과 홀그레인 머스터드의
상큼한 풍미가 당근의
아삭한 식감과 잘 어울려요.

땅콩버터

스프레드로 땅콩버터를
살짝 바르면
은은한 고소함이 느껴져요.

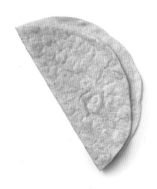
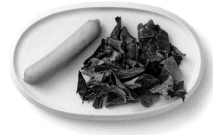
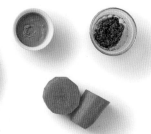

재료

통밀 또띠아 1장
닭가슴살 소시지 1개(50g)
샐러드 채소 30g
땅콩버터 1큰술

당근라페

당근 1/2개(100g)
레몬즙 1/2큰술
홀그레인 머스터드 1작은술
올리고당 1작은술
올리브유 1작은술
소금 약간
통후추 간 것 약간

과정

1. 당근은 가늘게 채 썬다. 볼에 당근라페 재료를 모두 담고 섞어 10분 이상 절인다.

2. 달군 팬에 또띠아를 앞뒤로 살짝 굽는다.

3. 또띠아에 땅콩버터를 얇게 바른 후 가운데에 샐러드 채소, 당근라페, 닭가슴살 소시지 순서로 올린다.

4. 랩이나 종이포일로 김밥 말듯이 돌돌 말아 내용물을 고정시켜 완성한다.

TIP

당근라페 저장하기

당근라페는 넉넉하게 만들어 냉장 보관해도 좋아요(15일). 샌드위치 속재료나 사이드 반찬으로 활용해보세요.

양배추 샌드위치

⏱ 20~25분 | 🍴 508kcal

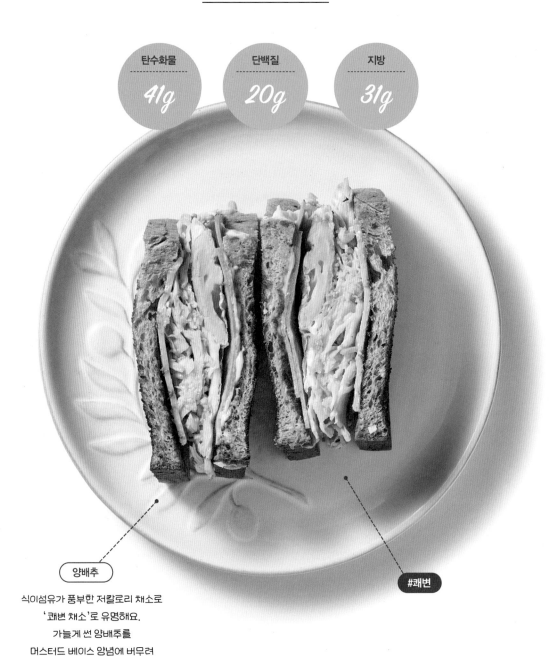

탄수화물
41g

단백질
20g

지방
31g

양배추

#쾌변

식이섬유가 풍부한 저칼로리 채소로
'쾌변 채소'로 유명해요.
가늘게 썬 양배추를
머스터드 베이스 양념에 버무려
아삭하고 새콤한 맛이 포인트예요.

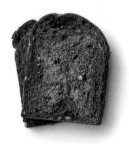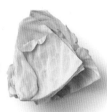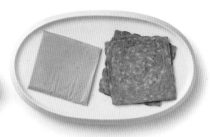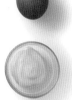

재료

곡물 식빵 2쪽(40g)

양배추 3장(90g)

슬라이스 햄 2장

슬라이스 치즈 1장

달걀 1개

식용유 1작은술

양념

하프마요네즈 1큰술

머스터드 1작은술

올리고당 1작은술

소금 약간

후춧가루 약간

스프레드

하프마요네즈 1큰술

올리고당 1작은술

허브가루 약간(생략 가능)

과정

1 큰 볼에 양념 재료를 섞는다. 작은 볼에 스프레드 재료를 섞는다.

2 양배추는 가늘게 채 썰어 ①의 큰 볼 양념에 버무려 둔다.

3 달군 팬에 식빵을 앞뒤로 굽는다. 팬을 닦고 식용유를 두른 후
   달걀프라이를 한다.

4 곡물 식빵에 스프레드를 바른 후 슬라이스 햄, 달걀프라이,
   양배추, 슬라이스 치즈 순서로 올려 샌드위치를 완성한다.

따뜻한 버섯 샌드위치

⏱ 20~25분 | 🍽 416kcal

탄수화물	단백질	지방
43g	37g	12g

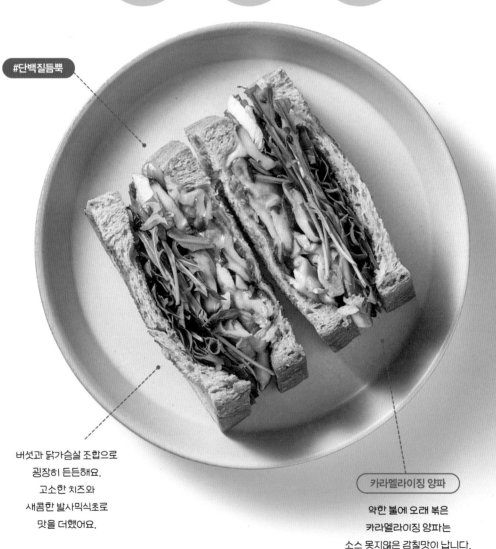

#단백질듬뿍

버섯과 닭가슴살 조합으로
굉장히 든든해요.
고소한 치즈와
새콤한 발사믹식초로
맛을 더했어요.

카라멜라이징 양파

약한 불에 오래 볶은
카라멜라이징 양파는
소스 못지않은 감칠맛이 납니다.

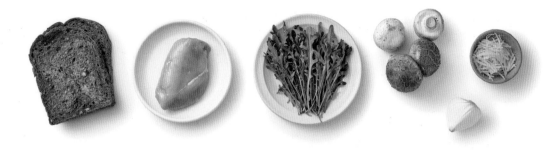

재료

곡물 식빵 2쪽(40g)

닭가슴살 1쪽(100g)

루꼴라 20g

표고버섯 4개(또는 양송이버섯 5개)

양파 1/4개(50g)

슈레드 피자치즈 20g

올리브유 1작은술

소금 약간

양념

발사믹식초 1큰술
올리고당 1작은술
소금 1/3작은술
후춧가루 약간

과정

1 양파, 표고버섯, 닭가슴살을 가늘게 썬다. 루꼴라는 2등분한다.

2 달군 팬에 곡물 식빵을 앞뒤로 굽는다.

3 팬을 닦고 다시 달궈 올리브유를 두른 후 양파를 넣어 3분간 노릇하게 볶는다.

4 표고버섯을 넣고 1분간 볶는다. 닭가슴살, 소금을 넣고 2분간 볶는다.

5 양념 재료를 넣고 1분간 볶는다. 불을 끄고 슈레드 피자치즈를 넣어 가볍게 섞는다.

6 곡물 식빵에 모든 재료를 올려 샌드위치를 완성한다.

TIP

다른 빵 활용하기

치아바타, 호밀빵(캄파뉴)과도 잘 어울려요. 곡물 비율이 높은 빵을 사용해 주세요.

TIP

루꼴라가 없다면?

쌈케일, 시금치를 채 썰어 사용해도 좋아요.

닭가슴살 시저 샌드위치

⏱ 20~25분 | 🍖 394kcal

탄수화물	단백질	지방
38g	*34g*	*12g*

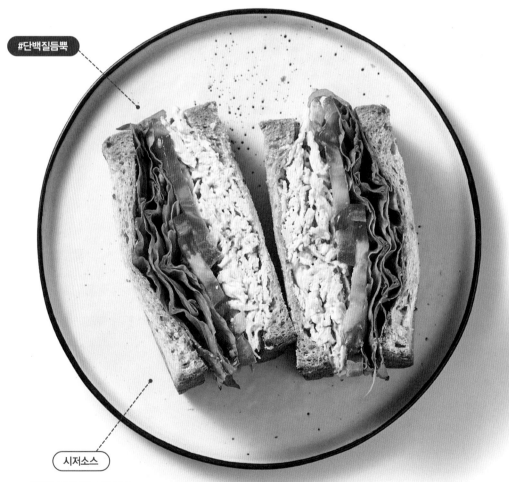

#단백질듬뿍

시저소스

하프마요네즈를 사용하되,
치즈 사용을 줄여 칼로리를 낮췄어요.
레몬을 넣어서 상큼한 맛이 나요.

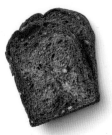
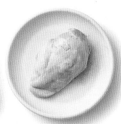
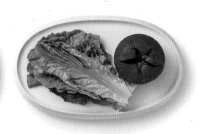

곡물 식빵 2쪽(40g)

삶은 닭가슴살 1쪽(100g)

로메인 5장(또는 샐러드 채소, 30g)

토마토 작은 것 1개(50g)

시저소스

하프마요네즈 1큰술

파마산 치즈가루 1큰술

레몬제스트 1작은술(생략 가능)

홀그레인 머스터드 1작은술

다진 마늘 1작은술

레몬즙 1작은술

올리고당 1작은술

소금 약간

후춧가루 약간

과정

1   삶은 닭가슴살은 가늘게 찢는다. 토마토는 1cm 두께로 썬다.
    로메인은 2등분한다.

2   볼에 시저소스 재료를 넣어 섞은 후 닭가슴살을 넣어 버무린다.

3   달군 팬에 곡물 식빵을 앞뒤로 굽는다.

4   곡물 식빵에 닭가슴살, 토마토, 로메인 순서로 올려 샌드위치를
    완성한다.

접어 먹는 타코

⏱ 20~25분 | 🐄 527kcal

탄수화물	단백질	지방
44g	*26g*	*30g*

타코 시즈닝을
집에 있는 양념으로
간단히 만들었어요!

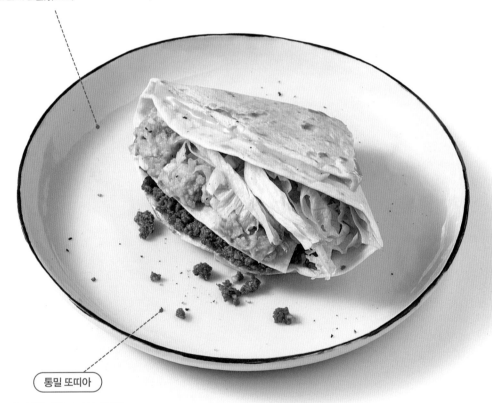

통밀 또띠아

또띠아는 1장에 여러 재료를
돌돌 말아서 먹기 편해요.
재료들의 맛도 잘 어우러지는
장점이 있어요.

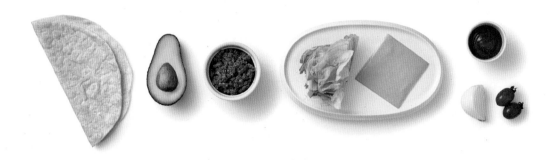

재료

통밀 또띠아 1장
다진 쇠고기 70g(또는 닭가슴살)
양상추 2장
슬라이스 치즈 1장

양념

 하프토마토케첩 1큰술
 다진 마늘 1작은술
 고춧가루 1작은술
 카레가루 1/2작은술(생략 가능)
 올리고당 1작은술
 소금 약간
 통후추 간 것 약간

과카몰리

 아보카도 1/2개(100g)
 다진 양파 1큰술
 방울토마토 다진 것 2개분
 레몬즙 1/2큰술
 소금 약간
 통후추 간 것 약간

과정

1 볼에 다진 쇠고기, 양념 재료를 넣어 골고루 섞는다.

2 아보카도는 볼에 담아 포크로 으깨어 과카몰리 재료와 섞는다.

3 달군 팬에 쇠고기를 넣고 고기가 바삭해지도록 3분간 볶는다.

4 또띠아는 가위로 가운데 1/2지점까지 자른다. 섹션을 나눠 과카몰리, 양상추, 볶은 쇠고기, 슬라이스 치즈를 올린다.

5 또띠아를 접어 부채꼴모양으로 만든 후 달군 팬에 올려 앞뒤로 노릇하게 굽는다.

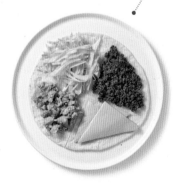

아보카도 달걀 토스트

⏱ 15~20분 | 🐮 375kcal

탄수화물	단백질	지방
25g	11g	27g

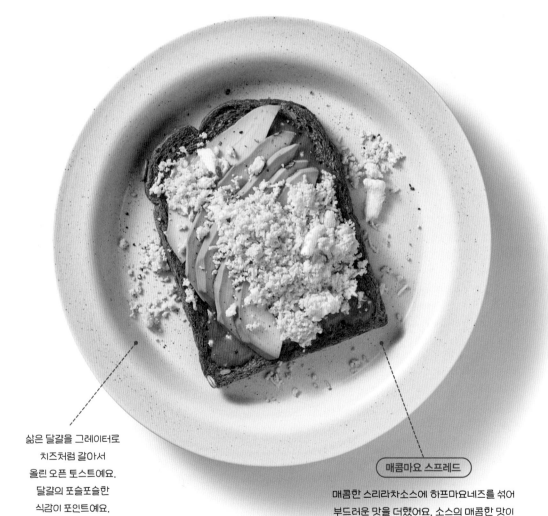

삶은 달걀을 그레이터로
치즈처럼 갈아서
올린 오픈 토스트예요.
달걀의 포슬포슬한
식감이 포인트예요.

(매콤마요 스프레드)

매콤한 스리라차소스에 하프마요네즈를 섞어
부드러운 맛을 더했어요. 소스의 매콤한 맛이
아보카도의 느끼한 맛과 잘 어울려요.

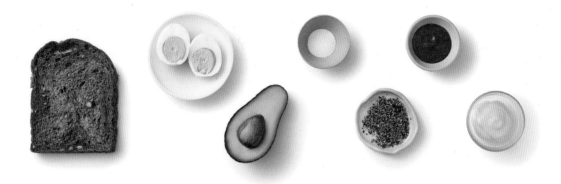

재료

곡물 식빵 1장
삶은 달걀 1개
아보카도 1/2개(100g)
소금 약간
통후추 간 것 약간

스프레드

| 스리라차소스 1/2큰술
| 하프마요네즈 1/2큰술
| 올리고당 1작은술

과정

1 달군 팬에 곡물 식빵을 앞뒤로 굽는다.

2 아보카도는 모양대로 얇게 썬다. 볼에 스프레드 재료를 넣어 섞는다.

3 곡물 식빵에 스프레드를 바른 후 아보카도를 올리고 소금, 통후추 간 것을 뿌린다.

4 달걀을 그레이터로 갈아 올린다.

  * 그레이터가 없다면 포크로 으깬 달걀을 올려도 좋다.

커스터드 토스트

⏱ 15~20분 | 🍴 238kcal

탄수화물	단백질	지방
26g	*20g*	*6g*

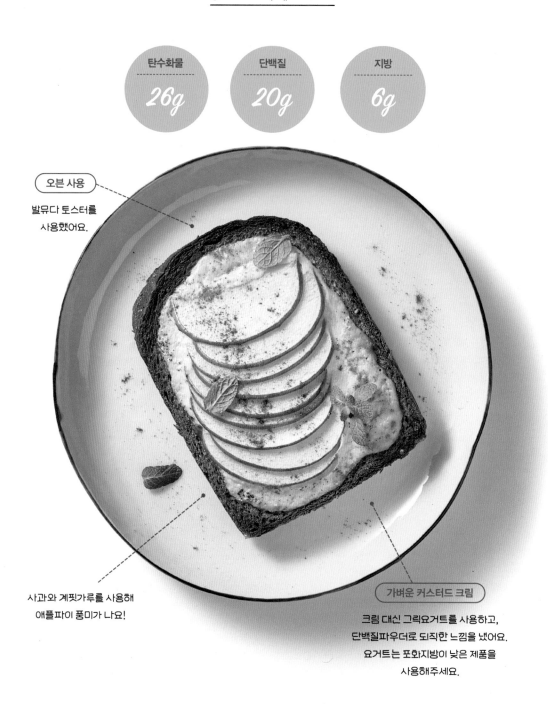

오븐 사용

발뮤다 토스터를
사용했어요.

사과와 계핏가루를 사용해
애플파이 풍미가 나요!

가벼운 커스터드 크림

크림 대신 그릭요거트를 사용하고,
단백질파우더로 되직한 느낌을 냈어요.
요거트는 포화지방이 낮은 제품을
사용해주세요.

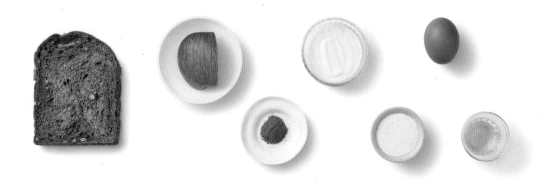

재료

곡물 식빵 1장
사과 50g
계핏가루 약간(생략 가능)

커스터드

그릭요거트 30g
단백질파우더 10g
달걀 1개
꿀 1작은술
바닐라 엑스트렉 1g(생략 가능)
소금 약간

과정

1 오븐을 160도로 예열한다. 과일은 한입 크기로 썬다.

2 볼에 커스터드 재료를 넣어 골고루 섞는다.

3 곡물 식빵은 숟가락으로 표면을 꾹꾹 눌러 납작하게 만든다.

4 곡물 식빵에 커스터드 크림, 과일을 올리고 계핏가루를 뿌린다.

5 예열된 오븐에 넣고 8~10분간 겉면이 노릇해지도록
구워준다. * 크림이 부풀어 오르지 않는 것이 정상이다. 토치로 커스터드를 살짝
그을리면 사진처럼 먹음직스러워진다.

TIP

과일 선택하기

과일은 당류가 적은 바나나, 블루베리로 대체해도 좋아요. 과당을 고려해서 아침 메뉴로 추천해요.

TIP

에어프라이어 사용하기

에어프라이어 160도에서 10~12분간 구워주세요. 에어프라이어마다 전력 차이가 있으니 중간중간 크림이 그을려지는 정도를 확인하며 시간을 조절해주세요.

오트밀 못난이 쿠키

⏱ 25~30분 | 🐮 184kcal | 4~5개분

탄수화물
20g

단백질
4g

지방
10g

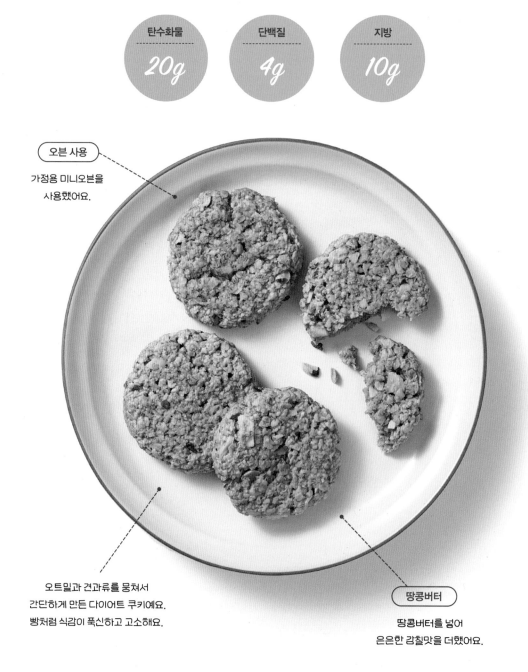

오븐 사용

가정용 미니오븐을
사용했어요.

오트밀과 견과류를 뭉쳐서
간단하게 만든 다이어트 쿠키예요.
빵처럼 식감이 푹신하고 고소해요.

땅콩버터

땅콩버터를 넣어
은은한 감칠맛을 더했어요.

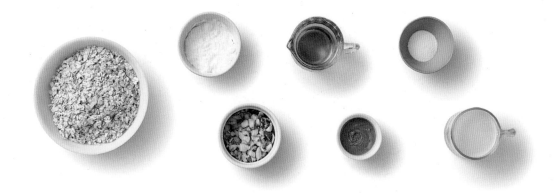

오트밀 80g

스테비아 20g

다진 견과류 2큰술(20g)

포도씨유 1큰술(15g)

땅콩버터 15g

소금 약간

아몬드브리즈 1/4컵

(또는 두유, 우유 50ml)

1   오븐은 160도로 예열한다.

2   볼에 오트밀, 스테비아, 다진 견과류, 소금을 넣고 가볍게 섞는다.

3   포도씨유, 땅콩버터를 넣고 비벼가며 골고루 섞은 후
    아몬드브리즈를 넣고 한 덩어리가 되도록 섞는다.

4   ③의 반죽을 4~5등분(약 20g)으로 나눠 둥글납작한 모양으로
    만든다. *얇게 만들수록 바삭하다.

5   오븐 가운데 칸에서 반죽을 넣고 10분간 굽는다.
    반죽을 뒤집어 7~8분간 겉면이 노릇해지도록 굽는다.

    *오븐의 전력에 따라 굽는 시간을 조절한다.

바나나 브라우니

⏱ 15~20분 | 🍴 296kcal | 2회분

(탄수화물) **28g**　(단백질) **10g**　(지방) **18g**

#전자레인지

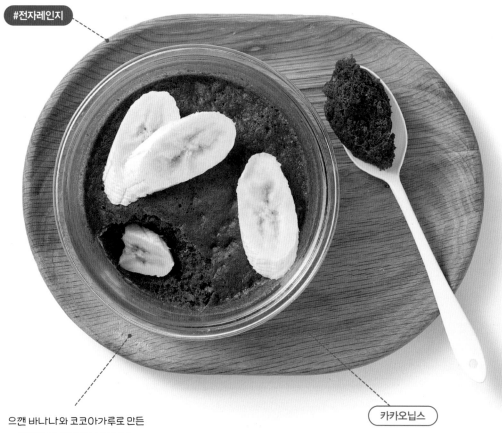

으깬 바나나와 코코아가루로 만든
전자레인지용 간단 브라우니.
밀가루 대신 아몬드가루를
사용했어요. 과일이 들어가니
아침 메뉴로 추천해요.

카카오닙스

카카오 고유의 쌉싸름한 풍미가 있고
씹을수록 고소해 초콜릿 대용으로
사용하기 좋아요.

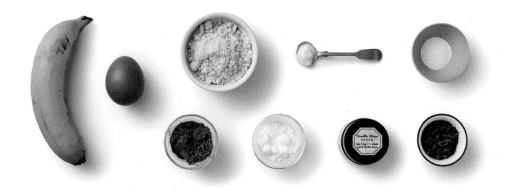

재료

바나나 1개(100g)

달걀 1개

아몬드가루 50g

무가당 코코아가루 10g

스테비아 10g

베이킹파우더 1g

소금 약간

바닐라 엑스트렉 1g(생략 가능)

카카오닙스 10g(또는 다진 견과류)

과정

1 내열용기에 바나나를 넣고 포크로 으깬다.

   * 바나나 일부는 모양대로 썰어 토핑으로 사용해도 좋다.

2 달걀을 넣어 골고루 섞는다.

3 아몬드가루, 코코아가루, 스테비아, 베이킹파우더, 소금을 넣고
   골고루 섞는다. * 재료를 한 번 체 쳐서 넣어도 좋다.

4 나머지 재료를 넣고 골고루 섞는다.

5 내열용기의 뚜껑을 덮고 전자레인지에서 4~5분간 익힌다.
   젓가락으로 찔러 묻어나오는 것이 없으면 완성이다.

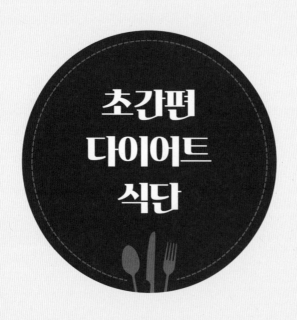

초간편
다이어트
식단

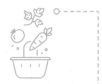

다이어트 장바구니 식단
① 마켓컬리

- 몇몇 제품 중량은 판매 제품 중량에서 가감했어요. 괄호 안의 중량을 따라주세요.
- 자신의 체중, 대사량, 활동량에 맞게 탄수화물, 단백질, 지방 섭취량을 조절하세요.
- 당류 섭취가 많다고 여겨질 경우 간식을 생략해주세요.

단백질 듬뿍 식단

제품(중량)	탄수화물	단백질	지방	당류	칼로리
프렌치 토스트					
더브레드블루 유기농 통밀식빵(2쪽)	28	4.6	4	2.2	148
동물복지 유정란(2개)	0.8	12.4	9.8	0.8	148
설탕대신 스테비아(1큰술)	0	0	0	0	0
총합	28.8	17	13.8	3	296
닭가슴살 보리 샐러드					
콜린스 다이닝 한끼 보리 샐러드(1통)	33.6	4.48	10.36	4.48	294
하림 냉장 닭가슴살(1팩)	1	23	1.2	0	105
총합	34	27.48	11.56	4.48	399
돼지 앞다리살 볶음밥					
그로서리서울 잘지은 곤약 현미밥(2개, 220g)	40	1.8	0	1.8	190
돼지고기 앞다리살(150g)	0	30.93	8.4	0	208.5
대파(50g)	3.2	0.8	0.2	0	17
비비드키친 저칼로리 BBQ 소스(100g, 4큰술)	20	1	0.3	1.5	38.5
총합	63.2	34.53	8.9	3.3	454
단백질 과자					
프롬잇 프로틴 칩(1봉)	25	10	2.9	2	160
총합	25	10	2.9	2	160
총합	151.6	89.01	37.16	12.78	1309

1식

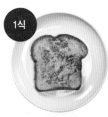

2식

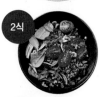

3식

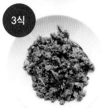

간식

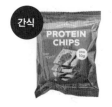

탄수화물 든든 식단

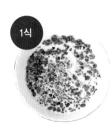

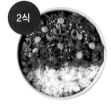

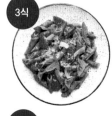

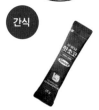

제품(중량)	탄수화물	단백질	지방	당류	칼로리
요거트 볼					
파예 무지방 그릭 요거트(1개)	5	18	0	5	90
다노 브라운 라이스 소울 단호박(1봉)	31	3	0.7	3.6	135
더브레드블루 유기농 통밀식빵(1쪽)	14	2.3	2	1.1	74
큐원 알룰로오스(20g)	10	0	0	0	6
총합	60	23.3	2.7	9.7	305
참치 비빔밥					
그로서리서울 잘지은 곤약 현미밥(110g)	20	2	0.9	0	95
무화당 저당 고추장(1큰술)	7	1.5	0.5	1	21.5
기름 뺀 동원 참치(100g)	1	14	15	1	285
동물복지 유정란(1개)	0.4	6.2	4.9	0.4	74
총합	28.4	23.7	21.3	2.4	475.5
토마토 파스타					
보이엘로 듀럼 통밀 푸실리(50g)	31.4	7	1.2	1.65	164.5
새우(100g)	0.91	20.31	1.73	0	106
LOTS OF GREEN 콩으로 라구소스(1팩)	18	7	6	9	145
총합	50.3	34.31	8.93	10.65	415.5
핫초코					
무화당 핫초코(1포)	20	2	1.5	1	40
아몬드브리즈 뉴트리플러스 프로틴(1팩)	5	4.2	3	5	65
총합	25	4.4	4.5	6	105
총합	163.7	85.71	37.43	28.75	1301

1식

2식

3식

간식

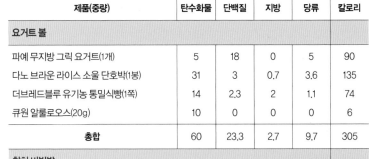

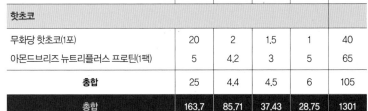

- 1일 섭취 칼로리가 적다면 점심식사에서 탄수화물 섭취를 늘려주세요.
- 비빔면(2식)에서 미역국수 대신 다른 국수류를 활용해도 좋아요.
- 비비드키친 저칼로리 소스류는 다양한 시판 제품으로 대체해도 좋아요.

저칼로리 식단

제품(중량)	탄수화물	단백질	지방	당류	칼로리
달걀 베이글					
그래밀 통밀식사빵 베이글(1개)	34.3	5.4	2.75	2.8	183
동물복지 유정란(2개)	0.8	12.4	9.8	0.8	148
비비드키친 저칼로리 케첩(50g, 2큰술)	7.5	1	0.1	2.5	17.5
비비드키친 저칼로리 머스타드(50g, 2큰술)	8.5	1	0.5	0.25	18.7
총합	51.1	19.8	13.15	6.35	367.2
비빔면					
보고쿡 미역국수 슬림19(1봉)	2	1	0.1	0	15
하림 냉장 닭가슴살(1팩, 100g)	1	23	1.2	0	105
비비드키친 저칼로리 비빔장(50g, 2큰술)	8.25	1	0.35	1.5	17.5
총합	11.25	25	1.65	1.5	137.5
감자 연어구이					
연어 스테이크(100g)	0	19	15	0	210
감자(100g)	20	1.9	0.1	0.9	87
대파(50g)	3.2	0.8	0.2	0	17
레몬즙(1큰술)	3.4	0	0	0	14
비비드키친 저칼로리 BBQ 소스(100g, 4큰술)	20	1	0.3	1.5	38.5
총합	45.25	22.7	15.6	2.4	366.5
호빵					
무화당 흑임자맛 납작 호빵(1팩)	36.3	11.7	4.3	1	212
총합	36.3	11.7	4.3	1	212
총합	151.6	79.2	34.7	11.25	1083.2

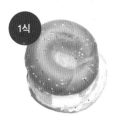

1식

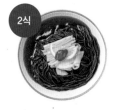

2식

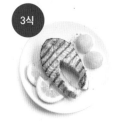

3식

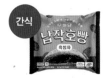

간식

다이어트 장바구니 식단
② 쿠팡 로켓배송

- 몇몇 제품 중량은 판매 제품 중량에서 가감했어요. 괄호 안의 중량을 따라주세요.
- 자신의 체중, 대사량, 활동량에 맞게 탄수화물, 단백질, 지방 섭취량을 조절하세요.
- 당류 섭취가 많다고 여겨질 경우 간식을 생략해주세요.

제품(중량)	탄수화물	단백질	지방	당류	칼로리
양념 치밥					
햇반 100% 현미로 지은밥(100g)	23	2	1	0	112
비건인증 채소 믹스(100g)	3	2	0	0	17
수지스 그릴드 닭가슴살(110g)	2	24	0	1	107
벨라 초저칼로리 양념 치킨소스(50g, 2큰술)	31	1	3	0	15
총합	59	29	4	1	251
그래놀라 그릭요거트					
커클랜드 무지방 그릭요거트(100g)	4	10	0	3	55
자연공유 단백질이 답이다 과자(5~6조각)	10	4	0	0	56
네이쳐스패스 러브크런치 프리미엄 그래놀라(30g)	18	4	5	6	150
고미네 건조 크랜베리 루비(10알)	3	0	0	2	10
큐원 알룰로오스(20g, 1큰술)	10	0	0	0	6
총합	45	18	5	11	277
채소 샌드위치					
곰곰 통밀 식빵(2개)	33	7	3	3	185
비비드키친 저칼로리 소스 1개(100g)	17	2	1	2	38
쿡앤미트 호주산 와규홍두깨 육전용(100g)	0	23	3	0	128
곰곰 GAP 인증 가지(100g)	7	1	4	2	60
곰곰 GAP 인증 깻잎(30g)	1	0	0	0	18
양상추(90g)	2.3	0.9	0	0	11
총합	58	33	11	7	429

1식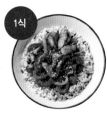
2식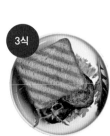
3식

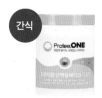

간식

단백질 쉐이크					
프로티원 프로틴 쉐이크(2스쿱)	12	17	0.9	1	110
매일유업 무지방 0% 멸균 우유(1개)	9	6	0	9	60
총합	21	23	0.9	10	172
총합	183	103	20.9	29	1129

TIP

• 식단을 포만감 있게 먹고 싶다면 채소 믹스를 함께 주문해서 먹어도 좋아요.

• 먹고 있는 그래놀라가 있다면 사용하되, 설탕과 메이플시럽 함량이 많다면 교체가 필요해요!

• 단백질 쉐이크(간식)는 먹고 있는 제품이 있다면 사용하되, 당류와 단백질 함량을 확인해보세요.

사먹는 다이어트 식품
① 서브웨이

다이어트 할 때 서브웨이 샌드위치만큼 간편한 것이 없죠. 서브웨이만의 장점은 자신이 좋아하는 레시피대로 샌드위치를 조합해 먹을 수 있다는 거예요. 그러나 막상 고르려고 하면 살이 찔 것 같아서, 영양성분을 정확하게 몰라서 망설여집니다. 앞으로 서브웨이에서 주문할 때 이대로만 따라하세요.

1단계 : 포화지방 함량이 낮은 메뉴 선택하기

메뉴	단백질	포화지방	칼로리
쉬림프	13.6	0.6	229
베지	9.2	0.6	209
터키	18.3	0.9	259
햄	19	1	262
치킨 데리야끼	26.5	1.2	314
로스트 치킨	26	1.3	300
참치	26.9	1.4	316
K-바베큐	25.6	2.1	372
풀드 포크 바비큐	24.8	2.1	327
써브웨이 클럽	19.5	2.4	293
로티세리 바비큐 치킨	29.1	2.5	327
터키 베이컨 아보카도	19.9	3.2	349
비엘티	15.9	3.7	300
스테이크 & 치즈	28.1	4.2	355
에그마요	16.4	4.8	416
이탈리안 비엠티	21	5.9	388

2단계 : 빵 고르기

서브웨이에는 총 6가지 빵 종류가 있어요. 다이어트 할 때는 위트를 먹어야 한다고 알고 있지만, 사실 빵 종류별 영양성분 차이는 그리 크지 않아요. 그러니 원하는 빵을 골라도 무관합니다. 굳이 골라야 한다면 포화지방과 당류 함량이 낮은 화이트와 파마산 오레가노를 추천해요.

빵	단백질	포화지방	당류	나트륨	칼로리
화이트	6.1	0.3	2.8	343	202
파마산 오레가노	6.3	0.4	3.2	489	213
위트	8.4	0.5	5	257	192
허니오트	8.8	0.6	9.3	306	235
하티	7	1	3	340	210
플랫브레드	16.2	1.7	3.9	936	467

3단계 : 치즈와 드레싱 고르기

치즈를 먹는다고 해서 칼로리 섭취가 엄청나게 올라가는 것은 아니에요. 그래도 한 가지를 고른다면 포화지방 함량과 칼로리가 가장 낮은 아메리칸 치즈를 추천해요.

치즈	단백질	포화지방	당류	나트륨	칼로리
아메리칸 치즈	1.8	1.9	0.4	193	35.3
모짜렐라 치즈	2.8	2.1	0.2	82.3	43.8
슈레드 치즈	3.2	2.4	0	84.7	53.6

드레싱은 레드와인 식초와 올리브 오일을 선택하세요. 두 드레싱에서 변화를 주고 싶다면 머스타드와 사우스 웨스트 치플레로 선택해도 좋아요. 당류 함량이 높은 스위트 칠리, 스위트 어니언, 스모크 바비큐는 피해주세요.

드레싱	단백질	포화지방	당류	나트륨	칼로리
레드와인 식초	0	0	0	0	0.7
올리브 오일	0	2.1	0	0	124
머스타드	1.1	0.1	0.2	193	15.3
사우스 웨스트 치플레	0.4	1.6	1	160	96.5
스모크 바비큐	0.2	0.1	7	132	32.8
스위트 어니언	0.1	0	8.2	81.7	40.1
스위트 칠리	0.1	0	9.2	163	40

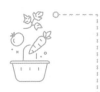

사먹는 다이어트 식품
② 올리브영

- 올리브영에서 판매하는 식품은 간편식 위주이기 때문에 식이섬유가 풍부한 식단과 반드시 병행해주세요. 바빠서 식단을 구성하기 어려운 경우 이용하면 좋아요.
- 자신의 체중, 대사량, 활동량에 맞게 탄수화물, 단백질, 지방 섭취량을 조절하세요.
- 칼로리 섭취가 낮다고 여겨질 경우 전체 식품 비율을 고려해 섭취량을 늘려주세요.

	제품	탄수화물	단백질	지방	당류	칼로리
1식	다노샵 브라운 라이스소울(단호박)	29	2	3.3	3.5	149
	다노샵 브라운 라이스 오트	9	2	3.3	2	70
	단백질 공화국 인절미 과자	13	10.2	4.3	1	132
	델리황 버터맛	6	12	0.6	3	75
	총합	57	26.2	11.5	9.5	426
2식	다노 쑥선식	7	15	1	0	95
	통밀당 단백칩(스파이시)	33	9	0.9	9	170
	총합	40	24	1.9	9	265
3식	다노 브라운라이스 소울 프로틴	13	18	2.2	1	140
	약콩 두유	10	6	3.2	4	85
	프롬잇 프로틴 칩	25	10	2.6	2	160
	총합	48	34	8	7	385
간식	칼로바이 프로틴에이드 포도맛	2	15	0	0	70
	총합	2	15	0	0	70
	총합	147	99.2	21.4	25.5	1146

사먹는 다이어트 식품
③ 파리바게트

식단 관리를 할 때 요리 시간이 부족할 때가 있죠. 그럴 때는 조리되어 있는 시판 제품을 활용하는 것도 좋은 방법이에요. 바빠서 끼니를 거르기보다 간단하게라도 탄수화물, 단백질, 지방이 갖춰진 식사를 해주세요.

메뉴		총 내용량	칼로리	나트륨	당류	포화지방	단백질
	파리의 바게뜨	200	530	1240	1	0.3	18
	다이어트 중에 빵이 먹고 싶다면 버터가 들어가지 않은 빵을 추천합니다. 그중에서 바게뜨는 영양성분이 좋은 대표적인 빵이에요.						
	건강한 플랜트 불고기 샐러드 랩	200	305	103	20	3.3	13
	탄수화물, 단백질, 식이섬유를 섭취하기 좋지만 당류가 높으므로 드레싱은 제외하고 먹으세요. 개인의 섭취량에 따라 탄수화물을 추가로 먹어도 좋습니다.						
	델리셔스 건강한 토종효모빵 햄&에그 샌드위치	230	515	1140	6	5	14
	달걀과 채소가 들어 있어 단백질과 식이섬유 섭취를 한 번에 할 수 있어요. 한 끼에 단백질 14g은 부족할 수 있으니 추가로 섭취해주세요.						
	그릴드 치킨 포카챠	130	255	330	4	3.6	12
	나트륨, 포화지방, 당류 함량이 낮아 피자 대용으로 추천합니다. 한 끼에 단백질 12g은 부족할 수 있으니 추가로 섭취해주세요.						

사먹는 다이어트 식품
④ CU 편의점

주변에 올리브영도 파리바게트도 없을 때, 믿을 건 편의점 밖에 없죠. 편의점 식품은 간편하지만 한 끼 영양을 채우기에는 조금 부족한 편이에요. 그러니 어쩌다 급할 때 이용하거나 밖에서 간단히 먹어야 할 때 이용해보세요.

메뉴		총 내용량	칼로리	나트륨	당류	포화지방	단백질
	초계곤약면	220	100	814	6.73	1.17	9.22
		곤약면과 닭가슴살로 만든 새콤한 편의점 인기 식단템이에요. 탄수화물과 단백질 함량이 각각 9g으로 낮은 편이니 추가로 섭취해주세요.					
	탄단지 허브치킨 볼	197	263	460	13	0.9	19
		탄단지 영양 밸런스를 맞춘 샐러드예요. 닭가슴살, 리코타치즈, 올리브, 토마토로 포만감을 채울 수 있어요. 크랜베리는 제외하고 먹는 것을 추천해요.					
	탐스 제로	600	10	70	0	0	0
		제로 콜라와 제로 사이다로 만족하지 못할 때 추천하는 탄산음료예요. 알룰로스 같은 대체 감미료를 사용해서 칼로리가 낮아요.					
	닭가슴살 한입꼬치	80	125	570	2	1	12
		촉촉한 닭가슴살의 담백하고 깔끔한 맛이 특징이에요. 닭가슴살을 챙기지 못했거나 밖에서 간단히 먹을 식품을 찾을 때 활용해보세요.					

은비의
식단 특강

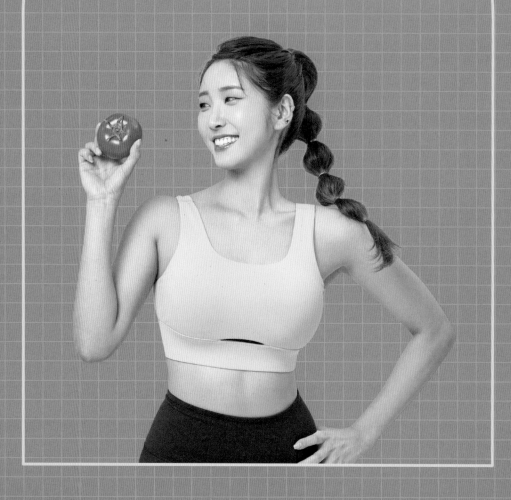

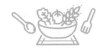

다이어트 할 때
먹어도 되는 의외의 음식

다이어트 요리로 파스타를 추천하면 "파스타는 살찌는 음식 아닌가요?"라고 질문하는 분들이 많아요. 믿기지 않겠지만, 파스타는 복합 탄수화물이자 단백질 함량이 높은 극강의 가성비 요리입니다! 파스타를 먹고 살이 찌는 건 파스타 때문이 아니라 꾸덕꾸덕한 크림소스와 반질반질 윤기 나는 오일 때문이에요. 현미밥에 소스와 오일을 잔뜩 넣어 먹으면 당연히 살찌고 다이어트 요리라고 할 수 없어요. 파스타도 마찬가지인 거죠.

제가 파스타를 다이어트 요리로 추천하는 이유는 바로 '면' 때문이에요. 파스타면은 밀가루가 아닌 딱딱하고 거친 듀럼밀을 갈아서 만든 복합 탄수화물 식품이에요. 일반 밀가루가 백미라면 듀럼밀은 현미에 가까운 거죠. 다이어트 할 때 쌀밥 대신 현미밥을 먹듯이, 밀가루면 대신 듀럼밀로 만든 파스타면을 사용하면 다이어트 요리가 되는 거예요.

듀럼밀은 일반 밀가루와 달리 누런빛을 띠어요. 현미와 마찬가지로 단백질과 글루텐 함량이 높고 입자가 거칠어서 소화·흡수가 느립니다. 몸에 천천히 흡수되기 때문에 동일한 양의 단순 탄수화물 식품을 먹을 때보다 살이 찔 확률이 낮아요. 또한 듀럼밀은 복합 탄수화물로 분해과정에서 에너지를 사용해요. 즉, 파스타 소스와 오일을 신경 써서 요리한다면 파스타가 훌륭한 다이어트 요리가 될 수 있는 거죠.

식단 관리를 할 때 체중 감량뿐만 아니라 근성장을 위해서도 혈당을 안정적으로 유지하는 복합 탄수화물로 구성하는 것이 좋아요. 더불어 단백질과 식이섬유 함량까지 높다면 정말 좋은 다이어트 식품이라고 할 수 있어요.

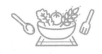

다이어트 할 때
치킨이 먹고 싶다면?

치킨을 싫어하는 사람이 있을까요? '치느님'이라는 말이 있을 정도로 치킨은 압도적으로 인기 있는 외식 메뉴예요. 그러나 치킨을 주문하면 영양성분 정보가 표시되어 있지 않아 정확한 정보를 알기 어렵죠. 치킨은 즉석 조리식품으로 분류되어 영양성분 표시 의무 대상이 아니기 때문이에요. 다이어트 할 때 치킨이 너무 먹고 싶다면 어떤 치킨을 먹는 게 가장 나을까요? 영양학적으로 철저히 파헤쳐 보도록 하겠습니다.

프라이드치킨 vs 양념치킨 vs 구운치킨

국내 대표 프랜차이즈 치킨 11곳을 기준으로 영양성분을 비교해볼게요. 지금까지 먹었던 치킨이 이중에 한 가지는 있을 거예요. 저의 경우 식단 관리 중에는 구운치킨을 주문해서 치킨의 껍질을 제외하고 먹는데요, 과연 다이어트

프랜차이즈 치킨 11개 브랜드의 영양성분 평균치

	프라이드치킨	양념치킨	구운치킨
나트륨(mg)	2290	3989	2395
당류(g)	2.6	64.7	4.0~26.6
포화지방(g)	28.3	29.1	14

할 때 구운치킨을 먹어도 되는 걸까요? 구운치킨, 프라이드치킨, 양념치킨은 어느 정도의 영양성분 차이가 날까요?

현실적인 비교가 가능하도록 100g 기준이 아닌 한 마리를 기준으로 영양성분을 분석해볼게요. 치킨을 주문하면 100g만 먹는 사람은 없으니까요. 먼저 11개 브랜드 치킨의 나트륨, 포화지방, 당류 평균치를 살펴볼게요.

프라이드치킨은 나트륨 함량이 2290mg으로 한 마리를 먹으면 1일 권장 나트륨 섭취량인 2000mg을 초과하게 됩니다. 당류는 2.6g으로 양념이 첨가되지 않아 낮았고 포화지방은 28.3g 정도예요.

양념치킨은 나트륨 함량이 3989mg으로 프라이드치킨의 1.7배이고 1일 권장 나트륨 섭취량의 2배에 해당하는 수치입니다. 당류는 64.7g으로 매우 높은 수치를 확인할 수 있어요. 이는 각설탕 22개와 비슷한 양으로 양념치킨 한 마리를 먹으면 각설탕 22개만큼의 당을 섭취한다고 생각하면 됩니다. 포화지방은 29.1g으로 프라이드치킨과 큰 차이가 없어요.

구운치킨은 나트륨 함량이 2395mg으로 프라이드치킨과 큰 차이가 없습니다. 당류는 양념을 첨가하지 않은 구운치킨은 4.0g, 양념을 첨가한 구운치킨은 26.6g으로 양념 유무에 따라 당류 함량이 많이 차이나요. 포화지방은 14g으로 프라이드치킨의 절반 정도예요.

치킨은 조리과정에서 염지(소금 절임)를 하여 나트륨 함량이 높아져요. 특

프랜차이즈 치킨 브랜드 영양성분

브랜드	교촌치킨	굽네치킨	네네치킨	또래오래	맘스터치	멕시카나
프라이드 치킨	프라이드	오리지널	프라이드 마일드	오곡프라이드	프라이드	프라이드
중량	674	442	636	715	661	692
칼로리	2467	1083	2105	2460	2049	2380
나트륨	779	1795	2417	2767	2399	2034
당류	1.3	4.0	1.3	1.4	2.0	2.8
포화지방	22.2	15.0	41.3	30.3	28.4	22.1
양념치킨	레드오리지날	불케이노	쇼킹핫양념	리얼핫양념	매운양념	땡초치킨
중량	582	501	994	977	1020	779
칼로리	2084	1097	2853	2931	2989	2205
나트륨	1851	2395	4364	2563	5630	3864
당류	27.9	26.6	91.4	68.4	76.5	94.3
포화지방	19.2	13.5	43.7	28.3	33.7	19.5
캡사이신류	19.2	6.0	20.9	28.3	20.4	19.5

브랜드	BBQ	BHC	처갓집양념치킨	페리카나	호식이두마리치킨
프라이드 치킨	황금올리브	해바라기	프라이드	프라이드	프라이드
중량	668	721	588	618	1087
칼로리	2084	2502	2023	2027	3348
나트륨	3146	2286	1682	1588	3174
당류	6.7	5.8	1.2	0.6	1.1
포화지방	32.1	22.4	28.8	27.8	34.8
양념치킨	레드핫갈릭스	매운맛양념	매운불양념	매운양념	매운양념소스
중량	638	1111	853	895	1597
칼로리	2099	3589	2559	2685	4935
나트륨	3458	5344	3352	3473	6644
당류	24.2	62.2	95.5	42.1	201.0
포화지방	30.0	30.0	29.0	28.6	46.0
캡사이신류	10.8	20.0	17.1	14.3	12.8

* 중량은 뼈를 제외한 살코기와 양념 등 먹을 수 있는 모든 부위의 무게에 해당함.
* 호식이두마리치킨은 두 마리 세트 제품으로 두 마리에 해당하는 데이터를 표기함.

히 양념치킨의 경우 튀기거나 구운치킨에 양념을 추가하는 형태이기에 더욱 다이어트 식단에 적합하지 않죠. 실제로 양념치킨은 반 마리만 먹어도 나트륨과 포화지방의 1일 권장 섭취량이 채워져요. 이처럼 치킨은 굽고 튀기는 방식과 양념 유무에 따라서 영양성분의 차이가 크므로 치킨을 고를 때는 구운치킨을, 그리고 양념이 안 된 제품을 선택하세요.

Best 치킨을 찾아라!

치킨을 고를 때는 나트륨와 포화지방을 비교해보세요. 나트륨의 경우 11개 프랜차이즈 치킨 중에서 페리카나 프라이드가 함량이 가장 낮아요. 눈여겨볼 점은 굽네치킨 굽네볼케이노의 나트륨 함량이 478mg으로 높았다는 점이에요. 구운치킨이라도 양념을 바르면 나트륨 함량이 높아지는 거죠. 나트륨 섭취에 유의해야 한다면 페리카나 프라이드 혹은 굽네치킨 오리지널을 추천합니다.

포화지방 함량이 가장 낮은 치킨은 프라이드치킨의 경우 BHC의 해바라기, 양념치킨의 경우 멕시카나 땡초치킨이에요. 만약 포화지방 섭취에 유의해야 한다면 굽네치킨 오리지널 혹은 멕시카나 땡초치킨을 추천합니다. 100g당 포화지방 함량은 땡초치킨이 더 낮지만 구운치킨은 프라이드치킨보

	프라이드치킨	양념치킨	구운치킨
나트륨이 가장 낮은 치킨	페리카나 프라이드 257mg	교촌치킨 레드오리지널 318mg	×
포화지방이 가장 낮은 치킨	BHC 해바라기 3.1g	멕시카나 땡초치킨 2.5g	굽네치킨 오리지널 3.4g

다 중량이 더 낮기 때문에 한 마리를 모두 먹을 경우 구운치킨을 먹는 것이 포화지방 섭취를 줄일 수 있다는 점을 참고해주세요.

치킨 섭취 방법 총정리

① 샐러드 혹은 채소와 함께 섭취하세요

치킨의 나트륨 함량은 1일 권장 섭취량을 대부분 초과합니다. 나트륨을 배출하는 칼륨이 함유된 채소와 함께 먹는 것이 좋아요. 칼륨이 풍부한 채소는 토마토, 당근, 양파가 있습니다. 또한 식이섬유를 함께 섭취할 경우 상대적으로 포만감이 빨리 느껴져 치킨 먹는 양을 조절하는데 도움이 됩니다.

② 가슴살과 다리 부위를 섭취하세요

닭고기에서 포화지방 함량이 가장 낮은 부위는 단연 가슴살이죠. 가슴살에 다른 부위를 하나 더 먹고 싶다면 다리를 선택하세요. 다리는 날개와 넓적다리보다 포화지방 함량이 훨씬 낮아요.

	가슴	다리	넓적다리	날개
부위				
칼로리	102	126	188	218
단백질	23.1	18.2	17.0	17.5
지방	0.4	4.3	12.3	15.2

③ 구운치킨을 고르세요

칼로리와 지방 섭취량을 줄이기 위해서는 구운치킨을 선택하는 것이 좋아요. 프라이드치킨을 포기하기 어렵다면 튀김 껍질을 제외하고 먹는 것이 칼로리 섭취를 줄이는 방법입니다.

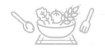

다이어트 할 때
라면이 먹고 싶다면?

라면은 살찌는 음식이라고 오해받는 대표적인 음식이에요. 재밌게도 다이어트 할 때 가장 참기 힘든 음식으로도 라면이 꼽히기도 하죠. 그러나 라면의 영양성분을 영양학적으로 분석해보면 다이어트 할 때 방해가 되는 음식이 전혀 아니라는 걸 알 수 있어요. 먹어도 괜찮다는 말이죠. 다이어트 할 때 라면을 먹어도 되는 이유, 라면에 대해 몰랐던 사실, 이를 토대로 best 라면을 알아볼게요.

라면을 먹어도 되는 이유

라면은 생각보다 영양성분이 괜찮아요. 한국인 1일 영양소 섭취 적정 비율을 토대로 19세 이상 성인 남성과 여성이 한 끼에 필요한 영양소 섭취량을 계산해봤어요. 한 끼에 필요한 영양소 기준으로 신라면의 영양성분을 비교해보면, 신라면은 남성과 여성의 한 끼 탄수화물 섭취량에 미치지 못하고 단백질은 조금 부족합니다. 지방과 포화지방은 권장범위 내에 있는 것을 확인할 수 있죠. 칼로리 측면에서도 신라면의 칼로리는 505kcal로 크게 높지 않은 편이에요. 두 봉지, 세 봉지 먹는 양이 늘어날 경우 결과가 달라질 수 있지만 라면 한 봉지 먹는다고 살이 찌는 것은 아닙니다.

1일 총 섭취 영양소 적정 비율

	탄수화물	단백질	지방	포화지방
19세 이상	55~65퍼센트	7~20퍼센트	15~30퍼센트	7퍼센트 미만

1일 세끼를 먹을 경우 한 끼 필요한 영양소 섭취량(g)

	탄수화물	단백질	지방	포화지방
남성	119~141	15~43	14~29	20(1일 기준)
여성	96~114	12~35	12~23	16(1일 기준)

신라면 1봉지 영양 성분(g)

칼로리	탄수화물	단백질	지방	포화지방
505kcal	79	10	16	9

라면을 먹을 때는 오히려 영양 측면에서 부족한 단백질, 식이섬유, 무기질을 채울 식품을 추가해서 섭취해야 해요. 포화지방은 적지만 단백질 함량이 높은 달걀흰자, 식이섬유가 풍부한 채소, 무기질이 풍부한 슬라이스 치즈 등 함께 먹기를 추천합니다. 단, 주의해야 할 점은 나트륨 함량이에요. 1일 나트륨 권장량이 2000mg인데 비해 라면의 평균 나트륨 함량은 1700mg으로 높

은 편입니다. 그러니 라면을 고를 때는 나트륨 함량을 고려하고 국물을 덜 먹는 것이 좋겠죠.

라면에 대해 몰랐던 사실

라면에는 비타민이 들어 있어요. 라면은 밀가루면인데 라면 면발을 보면 흰색이 아니라 노란색이죠. 그 이유는 면발에 비타민 B2가 함유되어 있기 때문이에요. 비타민 B2는 리보플라빈이라고 부르는데, '플라빈'은 라틴어로 노란색이라는 뜻이에요. 실제로 비타민 B2의 함유 여부에 따라 면발 색이 다른 것을 확인할 수 있어요. 신라면에는 비타민 B2가 들어 있어 면발이 노란빛을 띠고 사리곰탕면에는 비타민 B2가 없어 흰색을 띤답니다.

Best 라면을 찾아라!

라면을 고를 때는 나트륨과 포화지방을 비교해보세요. 한국소비자원에서 소비자 선호도가 높은 라면 12개를 대상으로 영양성분을 조사한 결과, 나트륨 함량이 가장 낮은 라면은 나가사끼짬뽕, 포화지방 함량이 가장 낮은 라면은 오징어짬뽕이었어요. 자료를 종합해보면 12개의 라면 영양성분에 큰 차이가 있는 건 아니지만, 오징어짬뽕과 나가사끼짬뽕은 나트륨과 포화지방 함량이 낮은 측면에서 Best 라면으로 추천합니다.

1봉지당 나트륨 함량

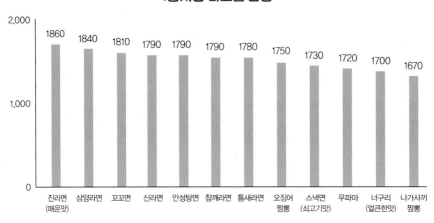

1봉지당 포화지방 함량(1일 영양소 기준치 15g)

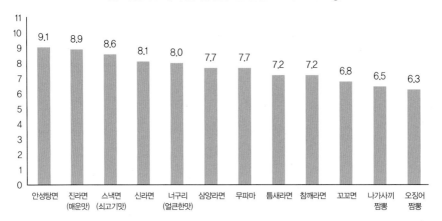

그래도 마음이 불편하다면? 두 가지 팁

① 건면을 선택하세요

신라면 건면은 다른 라면에 비해 영양성분이 정말 좋은 편이에요. 건면은 면을 튀기지 않고 열풍에 건조해서 만들었기 때문에 지방 함량에 있어서 일반 라면과 차이가 있는 거죠.

② 조리 방법에 변화를 주세요

조리법에 따라 영양성분 섭취량이 달라질 수 있어요. 소비자연구원 자료에 따르면 라면을 끓일 때 면 끓인 물은 버리고, 국물은 따로 끓여 조리하면 영양성분이 확연히 좋아지는 것으로 나타났어요. 이 방법이 번거롭다면 수프 양을 줄여서 나트륨 섭취를 줄이는 것도 한 가지 방법입니다.

핏블리의
다이어트 식단 전략집

펴낸날 초판 1쇄 2022년 6월 10일 | 초판 4쇄 2023년 5월 25일

지은이 핏블리(문석기), 조은비

펴낸이 임호준
출판 팀장 정영주
편집 김은정 조유진
디자인 김지혜 | **마케팅** 길보민
경영지원 나은혜 박석호 유태호 최단비

인쇄 (주)상식문화

펴낸곳 비타북스 | **발행처** (주)헬스조선 | **출판등록** 제2-4324호 2006년 1월 12일
주소 서울특별시 중구 세종대로 21길 30 | **전화** (02) 724-7664 | **팩스** (02) 722-9339
포스트 post.naver.com/vita_books | **블로그** blog.naver.com/vita_books | **인스타그램** @vitabooks_official

© 핏블리(문석기)·조은비, 2022

ISBN 979-11-5846-378-6 13510

비타북스는 독자 여러분의 책에 대한 아이디어와 원고 투고를 기다리고 있습니다.
책 출간을 원하시는 분은 이메일 vbook@chosun.com으로 간단한 개요와 취지, 연락처 등을 보내주세요.

비타북스 는 건강한 몸과 아름다운 삶을 생각하는 (주)헬스조선의 출판 브랜드입니다.